KB172726

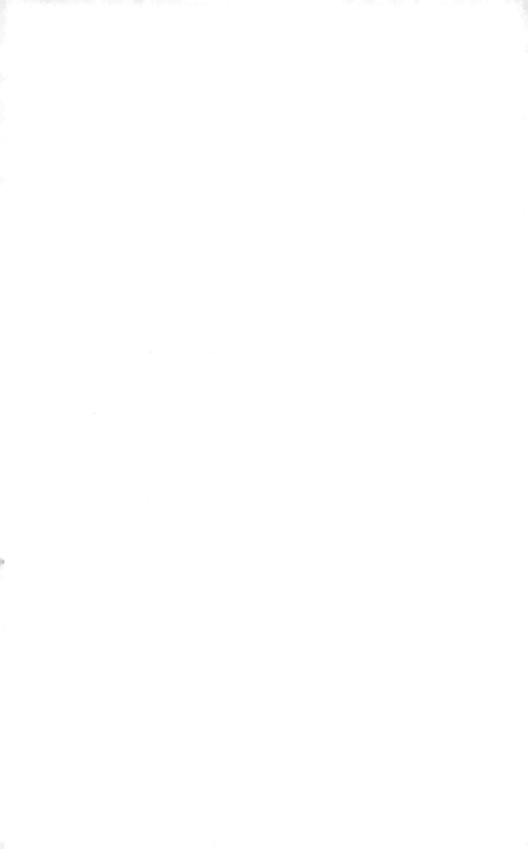

그림으로 보는 건강서 —————————

손발에 숨겨진 건강 비법

지성문화사

■ 책머리에

나날을 활기차게 살아가는 사람은 피로를 모르는 건강인이라고 생각한다. 그렇지만 몸 어딘가에 이상이 오면 하고 싶은 일을 평소의 절반도 못할 것이다.

우리 주위에 "의사에게 보일 정도의 병은 아니다." 또는 "현대 의학(서양 의학)으로는 고치기 어렵다."고 말하는 병으로 고민하는 사람이 뜻밖에 많지 않을까.

게다가, 가족 중의 누군가가 병이 나면 쓰다듬으며 따뜻하게 부둥켜안고 빌어 주는 '치료'의 모습이 사라지고, 억지로 강한 약을 먹여 증상을 눌러 버리는 의료가 되어 버렸다. 생활이 기계에 둘러싸여 있기 때문인지 사람의 생명마저도 스위치를 누르는 것으로 해결되는 것처럼 인식하게 된 것은 아닐까.

인간의 뇌는 고도한 작용을 구사함으로써 강인하게 자란다. 그러나 붓이 연필로, 다시 워드프로세서로 바뀌어져 우리들의 뇌는 무척이나 편해졌다. 손을 사용하는 것은 뇌를 사용하는 것이다. 만약 손을 사용하지 않음으로 해서 그만큼 뇌가 보잘것없는 물건이 되어 버린다면 그야말로 큰일이다.

문제는 붓이나 연필에만 그치는 것이 아니다. 손으로 하는 많은 일이 우리들의 생활 속에서 사라지게 되자, 이제 손은 고도한 그 기능을 발휘할 기회를 잃게 되었다. 편리한 기기가 생활 속으로 침투하여 손이 나설 자리가 없게 되었다. 스위치를 누르는 것만으로 일이 끝나기 때문에 손놀림이 서툴게 되었으며, 힘도 약하고 쉬 피로하게 되어 어려운 일을 하지 못하게 되고 말았다.

시간과 노력을 들여 하나의 일을 완성시키고, 손으로 더듬어 살아가는 방법을 찾고, 손수 돌보아 아기를 기르고 치료를 함으로써 가족이 가족으로 되어간다. 그런 과정이 없이는 풍요로운 나날이나 인생은 없다고 생각한다. 그런 생각으로 손에 대한 이야기를 첫번째로 엮었다.

다음에 소개하는 발의 요법은 3천여 년 전에 중국에서 생겨 전해 내려온 동양 의학의 비술이다. 중국의 역사서에도 "한나라 시대의 명의 창공(倉公)은 족심(足心) 세 군데를 자극하여 병을 고쳤다⋯⋯" 하며 발의 요법의 우수함을 소개하고 있다.

발바닥에는 수많은 경혈이 있는데, 그곳을 주무르면 대부분의 병이 낫는다. 그 까닭은 발의 그 부분과 몸의 내장 사이에 각각

상호 반응을 하는 점이 있기 때문이다.

마지막으로 건강 채소에 관한 이야기. 약채가 약초와 다른 점은 상식할 수 있는 채소를 언제나 구할 수 있다는 것이다. 그것을 상식하면 체내의 균형이 유지되며 정신과 육체의 소중한 영양원이 된다는 사실이 최근 재인식되고 있다. 약채로서 가장 효과적인 섭취 방법은 '꽃·잎·줄기·열매·뿌리·씨'를 생식, 생즙, 달인 즙, 구운 것, 또 다른 것과의 혼합 등 실로 여러 가지이다.

물론 약채는 항생 물질과 같은 빠른 효과를 바라지는 못한다. 그러나 화학 약품의 성분이 체내에 축적되어 몸 어딘가에 일생 동안 남아 있다가 언젠가 부작용으로 나타날지도 모른다는 생각을 하면 등골이 오싹해진다.

동물의 지혜는 자연 속에서 살아가기 위해서 본능적으로 풀이나 채소를 먹으며 체내의 이변을 다스리는 방법을 알고 있다.

현대인은 건강 관리를 의사에게 맡기고 있지만, 이 책에 엮은 내용을 밑거름으로 해서 지금부터라도 자연인이 되어 활기차고 건강한 나날을 보내는 데 도움이 되기를 바란다.

건강 효과 만점의 손 이야기   17

눌러서 건강해지는 발 요법 — 105

몸을 위한 건강 채소　　　205

가시를 뽑는 데·각기·이뇨·가벼운 동상·구각 궤양·
설염·유방염·위암·살갗이 튼 데·사마귀를 떼는 데·
치질·진해·파상풍·복통·충수염(맹장염)·치조 농루
이용 부분 ▶ 꽃·줄기·열매·열매의 꼭지

설사·각기·고혈압·알레르기·신장병·소아 천식·어깨
가 뻐근한 데·변비·농가진·타박상·편도선염·치통
이용 부분 ▶ 뿌리

치통·생리통·위경련·폐렴·신경통·류머티즘·요통
이용 부분 ▶ 종자

위장 카타르·대하증·생선 중독·알코올 중독

건강 효과 만점의
손 이야기

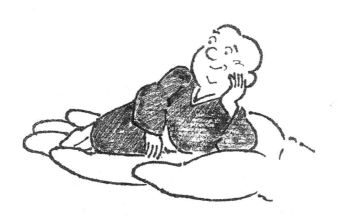

만 지 다

손은 외부에 있는 뇌다

최근의 뇌 연구에 따르면 손가락 하나를 까딱 움직이는 것만으로도 대뇌의 손의 운동력은 30%, 손의 피부 감각력은 17%나 혈액량이 증가한다고 한다. 더구나 뇌의 다른 부분의 혈액량도 증가하여 뇌 전체가 깨어난다는 것이다. 인간을 원숭이에서부터 진화시켜 만물의 영장으로 만든 능란한 손과 고도의 뇌. 세밀한 손작업은 뇌세포의 영양소이다.

손가락으로 살짝 눌러 세탁기를 움직이고 있는 당신, 빨리 달리 할 수 있는 손작업을 찾으시라. 할 일이 없는 그 손으로 바나 껍질이나 벗기고 있다가는 살찐 원숭이로 되돌아가는 비극을 맞이하고 말 것이다.

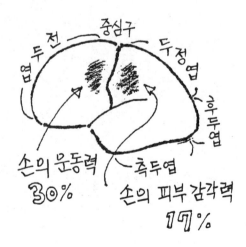

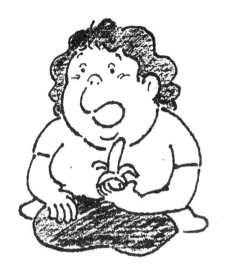

할일없는 손으로
바나나 껍질이나 벗기고
있으면 살찐 원숭이가
되고 말아요!

지시하는 손가락

무엇을 가리킬 때는 반드시 집게손가락(인지)을 사용한다. 다른 손가락으로는 어쩐지 분위기가 어색하다. 엄지손가락으로 가련한 꽃을 가리키면 꽃이 압도되어 금세라도 시들어 버릴 것 같다.

동서양을 막론하고 인간은 이 손가락으로 무엇인가를 가리킨다. 그래서 지시(指示)라고 한다. 개나 고양이는 떨어져 있는 것을 가리키지 못한다. 여러분의 귀여운 애완 동물에게 "저기야, 저기!"라고 하며 손가락으로 가리켜도 혀를 내어 손가락을 핥기만 할 뿐, 알아듣지 못할 것이다. 손가락으로 가리키는 동작으로 사람과 동물을 구별한다.

인간에게서 가리키는 행동이 처음 나타나는 것은 아기가 이 세상에 태어나서 만 1세가 되는 한돌 무렵이다. 그때까지는 수건이고 바닥이고 책상이고 무엇이거나 손에 잡히면 닥치는 대로 입으로 빨아 댄다. 물질의 울퉁불퉁한 것을 따라 몇 번이고 상세하게 덧그려 본다. 빨면서 물질의 모양이나 딱딱하다거나 부드럽다거나 질감·온도·맛 등을 확인한다.

어른이 되어도 참으로 이해하고 싶은 책은 핥아 맛을 보듯이 읽으며, 짜고 매운 것도 핥아 맛을 보고 경험한다. 그림을 그릴 때면 살그머니 혀가 움직인다. 무엇인가 확인하는 옛날의 기억이 되살아나기 때문이다.

손가락으로 가리키는 행동은 입을 갖다 대고 핥을 수가 없을 때에 나온다. 지시를 통해서 생각이 대상물을 덧그리고 있는 것이다. 사람이 처음으로 가진 '사고'이다. 손끝을 혀 대신 사용하여 핥고 있는 것이다. 집게손가락이 실은 혀였던 것이다.

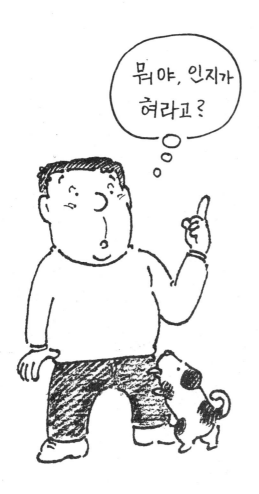

표 저

손가락·발가락에 생기는 염증을 표저라고 한다. 표저는 보통의 염증과는 달리 주위로 퍼지지 않고 수직으로 급속히 진행하여 손가락뼈에까지 이른다. 화농의 범위가 작은 데 비해서 안으로 안으로 악화하여 몹시 아프다. 손가락 끝에 수많은 지각 신경이 모여 있기 때문에 통증은 최악이며, 수면도 저해받는다.

이것은 절양*과 마찬가지로 피하봉소직염(皮下蜂巢織炎)이라 하는 생명과 관계되는 염증이므로 제때 치료하지 않으면 안 된다.

외과의에 의한 치료가 필요하며, 조기에 충분한 절개를 하여

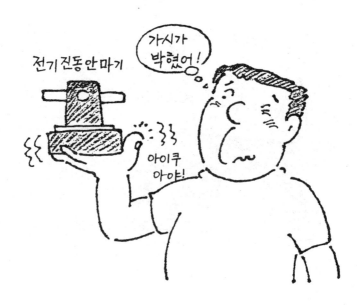

고름을 빼낸다. 안정과 냉습포 및 강력한 항생 물질을 사용한다.

손톱·발톱을 너무 깊게 자르거나 가시에 찔린 정도의 작은 상처 등이 그 원인이 되므로, 손가락 끝의 상처 주위가 빨갛게 부었을 때는 다음과 같은 예방 처치를 해둔다.

먼저 상처 주위를 강하게 눌러 피를 빨아 낸다. 세균을 씻어 내는 것이다. 다음에는 소독을 한 다음, 상처가 있는 쪽 손을 심장보다 높이 들어 살살 흔든다. 전기 진동 안마기를 사용하면 단시간에 확실한 효과를 볼 수 있다.

술이나 미식을 많이 해서는 안 된다. 모로 누워 잠자는 버릇을 가진 사람은 상처가 있는 쪽을 아래로 하고 자지 않도록 주의한다. 몸의 무게로 손끝이 울혈*되어 다음날 아침에는 절망적으로 악화하는 경우가 있다. 빨갛게 부어 오른 것이 사라지기까지 하루에 몇 번이고 손을 들고 약한 진동을 준다.

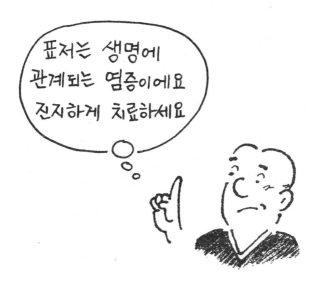

손에 땀을 쥐게 하는 이야기

자동차를 처음 운전할 무렵에는 핸들이 미끌미끌할 정도로 손바닥에서 땀이 난다. 취직이나 입시의 면접 시험을 치를 때도 손바닥에 땀이 나서 난처해진다. 또한, 사랑하는 그녀의 손을 처음으로 잡았을 때 여러 번 손수건에 손바닥을 닦은 기억이 있을 것이다. 이러한 일들은 누구나 한 번은 겪어야 할 관문일 것이다.

이러한 난처한 현상은 사람이 지난날 숲속의 유인원이었다는 것을 말해 주고 있다. 나무에서 떨어져 동료 원숭이들의 웃음거리가 되지 않으려고 손바닥에 땀이 났던 것이다. 약간 끈끈한 손

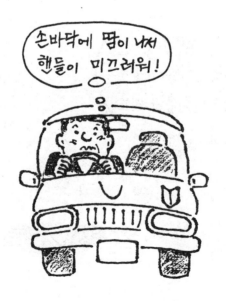

으로 나뭇가지를 단단히 잡으려고 했기 때문이다.

먼 옛날에 살았던 인류의 조상에 근원을 가진 이 땀은 정신성 취한(取汗)*이라고 해서 손바닥·발바닥·겨드랑이에 나타난다. 다른 취한과는 달리 불안할 때나 거짓말이 탄로날 것 같은 때나 열심히 무엇을 하고 있을 때 나타난다.

사소한 일에도 금세 손바닥에 땀이 나는 사람은 그만큼 정신적 단련이 모자란다고 하겠다. 하지만 정신이라는 것은 단련할 방법이 없기 때문에 몸을 단련함으로써 간접적으로 정신을 단련해야 한다. 특히 발의 안쪽이 포인트이다. 아랫도리가 불안정하면 마음도 불안정하게 된다.

거짓말 탐지기는 손에 땀을 쥐게 하는 정신성 취한을 이용하여 만들어진 것이다. 어떤 미남 미녀에게도 이 기계를 사용할 수 있으므로 그들도 역시 원숭이가 조상이라 말할 수 있겠다.

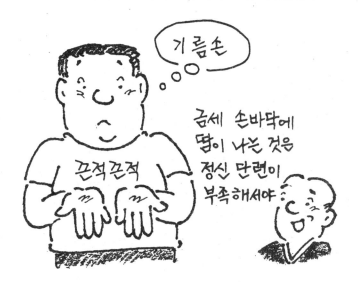

지문은 말한다

와상문은 몸이 튼튼하다

지문이란 손가락 끝마디의 바닥면에 있는 융선(隆線)이 만드는 무늬를 말한다. 신경의 말단이 융기한 것이라는 설이 유력한데, 유인원류에게서 잘 발달되어 있다. 지문이 있기 때문에 나뭇가지의 상태를 빠짐없이 알 수가 있으므로 '원숭이도 나무에서 떨어진다'는 일은 좀처럼 없다. 원숭이의 지문은 그림 1과 같이 '와상문(소용돌이 무늬)'뿐이며 그림 2와 같은 '제상문(흐름 무늬)'은 인류에게서만 볼 수 있다.

'소용돌이'는 자연과 천위(天爲 : 하늘이 하는 일)를 계시하며, '흐름'은 인공과 인위(人爲)를 계시한다고 한다. 그러므로 무슨 일이든지 간에 소용돌이가 보여 주는 자연, 본능력의 기초적 생

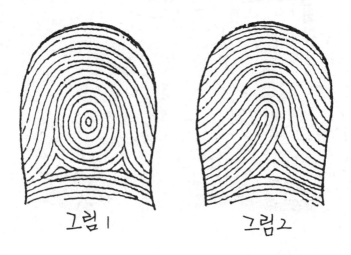

그림 1   그림 2

명력이 필요하기는 하나 복잡한 현대 사회 안에서는 인위와 인공, 부자연에 대한 센스가 없으면 적응을 하지 못한다. 뿐만 아니라, 손가락 하나하나에는 개성과 관련되는 장기가 정해져 있기 때문에 사람의 운명이나 성격·질병을 연상할 수가 있다.

엄지손가락의 와상문은 기초 체력은 타고났지만, 사람으로서의 신뢰성은 희박하다. 제상문은 진취적인 의지는 풍부하지만 기초 체력이 모자라고 성질이 급하며 지속력이 결여되어 있다.

집게손가락의 와상문은 위장이 튼튼하고 활동적이다. 제상문은 이상가이며, 위장을 조심해야 한다.

가운뎃손가락의 와상문은 심장과 신장을 강하게 타고났으며, 두뇌가 명석하다. 과대 망상인 경향이 있다. 제상문은 의협심이 많지만, 지속하는 것을 싫어한다.

약손가락의 와상문은 머리가 좋다. 남의 위에 설 사람이다. 제상문은 온후하고 성실하다. 조직상으로는 두번째가 최적이며 우두머리에 서면 평범한 사람이 된다.

새끼손가락의 와상문은 호흡기가 강하고, 한 가지 재주에 뛰어나다. 이성 관계가 함정이다. 제상문은 신체는 강건하지만, 질투심이 문제이다.

냉병, 천식, 손끝의 뜨거운 물

천식 등이 발작했을 때 뜨거운 물을 응급 처치에 사용한다.

조금 뜨거운 물을 세면기에 담아 양손을 담근다. 3분 정도가 지나면 손이 빨개지는 정도를 보고 별로 변하지 않은 쪽 손을 다시 계속해서 담근다. 어깨나 이마에 땀이 배어나기 시작하면 성공이다. 천식 발작은 상태가 꽤 좋아져서 수그러들기 시작할 것이다.

20분 이상이 걸릴 때도 있다. 물을 입에 머금어 따뜻하게 하여 재운다. 손만이 아니라 발도 같은 방법으로 하면 더욱 효과가 있다. 폐로 가는 울혈을 손발로 유도하여 폐나 기관지를 청량하게 해준다.

손끝의 뜨거운 물이 발작을 가시게 하는 데 사용되는 반면, 예방은 미지근한 욕탕에서 충분히 몸을 데우는 것이다. 하루 동안 쌓인 피로를 그날 중에 풀어 주는 것이 천식 예방의 기본이다.

어떤 병이거나 몸이 병을 좋아해서 병이 되는 것은 아니다. 병이란, 특히 만성병은 쌓이고 쌓인 피로를 처리하려고 몸이 천신만고하고 있는 모습이다. 몸의 피로나 과식을 감지하는 능력이 둔해져서 그만 무리를 하게 되어 피로를 축적하게 되고 만다. 그러므로 병을 회복시키는 자율신경이 아무리 천신만고해도 회복시킬 계기를 잡지 못하고 있는 그 계기와 방도를 잡게 해줄 필요가 있다.

발적(發赤)*의 정도를 본 다음 좌우의 차이를 고려하는 것도 자율신경에게 계기를 잡게 하는 하나의 테크닉이다. 손발이 차가워지는 사람도 같은 방법으로 한다.

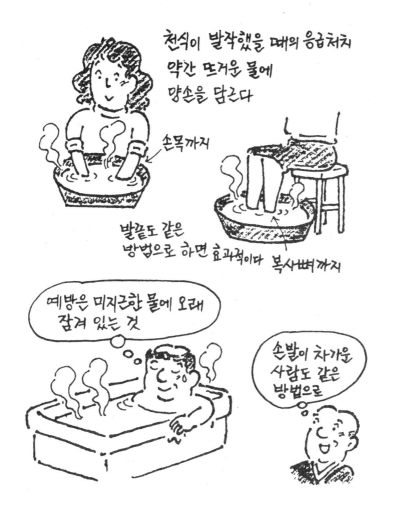

의지의 손끝

의의 있는 인생을 위하여

　재봉·서예·부엌칼·목공·골프 등, 손을 사용하는 모든 일에서 손가락 끝에 힘이 들어가면 일이 아름답게 진행되지 않는다. 손재주가 있는 사람은 손끝에 힘이 들어가 있지 않기 때문에 몸 전체가 아름답게 춤을 추는 듯하면서 일이 진행된다.

　어떤 더러운 것을 집어 올릴 때를 상상해 보자. 엄지손가락과 집게손가락을 동그랗게 구부리고 다른 손가락을 위로 쳐들어서는, 가능한 한 다른 손가락이나 손바닥이 더러워지지 않도록 애쓴다. 사실 엄지손가락과 집게손가락도 그런 더러운 것을 만지고 싶지는 않지만, 뇌의 엄한 명령으로 하는 수 없이 실행하고 있는 것이다. 이렇게 손가락의 움직임으로 머리와 몸의 관계를 엿볼 수가 있는데, 어떻게 생각하시는지.

　의지력은 싫어하면서도 부득이 무엇인가를 하려고 할 때에 등장한다. 인간에게 있는 독특한 에너지이며, 다른 동물에게서는 보지 못하는 것이다. 억지로 재주를 부리는 개를 보면 그 앞발 끝이 축 처져 있는 것을 알 수 있다.

　싫으면서도 마지못해서 하는 붓글씨 연습, 컨디션이 나쁠 때의 손작업, 모든 것이 의지의 힘으로 이루어지기 때문에 손끝에 힘이 들어가서 제대로 되지 않는다. 이럴 때는 과감하게 중단하고 다음날로 미루도록 하자. 다음날도 하기가 싫으면 다시 그 다음날에 한다.

싫은 일을 하지 않는 것이 바로 하루하루가 좋은 날이 되는 출발점이다. 인생 80년의 시간을 보내는 데 있어서 좋아하는 일, 손가락 끝에 힘이 들어가지 않고 어깨도 뻐근하지 않으며 팔꿈치도 붓지 않는 일만을 하는 것보다 더 나은 것은 없다. 일생을 글씨가 서툴러 변변찮은 생애를 마칠지도 모르겠지만, 몸과 마음의 건강만은 최상이 될 것이다.

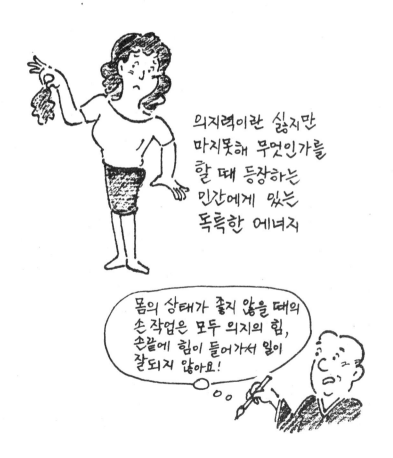

숨이 차다

'사, 서, 소……'를 시원시원하게 발음할 수 있는가.

'ㅅ'행 발음이 잘되지 않으며, 호흡기가 약하고, 피부에 물기가 없는 사람을 한방에서는 젖 위에서 엄지손가락으로 이어지는 경락*과 폐경(肺經)*에 병이 있다고 본다. 이 경락에 침을 놓거나 뜸을 떠서 폐와 피부 기능을 강하게 할 수 있다.

옛날 서적에 의하면 "폐경은 기(氣)를 관장한다. 기를 조정하면 오장육부에서 낫지 않는 것이 없다." 하며 폐경의 중요성을 강조하고 있다. 이 경락이 약해지면 가슴이 뛰고 숨이 차며 기침에 호흡 곤란, 노이로제, 위약(胃弱)*, 차멀미 등이 일어난다. 폐경의 가장 대표적 경혈인 태연(太淵)에서 폐경을 기르자.

태연은 손목 관절의 손바닥 쪽, 맥을 짚어 보는 곳에 있다. 가느다란 향을 1개 준비하여 그곳에 가까이 대었다 뜨거워지면 뗀다. 이것을 몇 번이고 되풀이하여 경혈에 작은 발적이 남을 때까지 자극을 준다. 반대쪽 손도 같게 한다. 자국이 남아도 상관 없다는 사람은 뜸을 권하고 싶다.

몸의 감각이 건전하게 남아 있는 사람은 어깨의 관절이 뒤로 끌리는 것 같은 느낌이 들고 가슴이 펴지는 것을 깨닫게 될 것이다. 이런 골격이 되면 의식적으로 심호흡을 하지 않아도 호흡이 깊어져서 충분한 산소가 체내로 공급된다. 이것이 '오장육부에서 낫지 않는 것이 없다'라고 하는 연유이다. 몸은 생각 이상으로 산소를 필요로 한다.

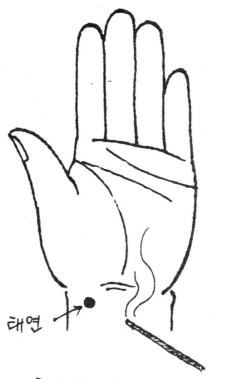

태연

향을 가까이 대었다 떼었다
몇 번이고 되풀이하여
자극을 준다

손톱은 건강의 척도

손톱이 딱딱하기 때문에 손가락뼈의 연장이라고 생각할 수도 있지만, 손톱은 뼈의 일부가 아니라 피부의 일부이다. 피부의 표피 속에서 생겨 표피의 표면에서 각질화하여 노출되어 있는 부분을 조체(爪體)라 하고, 조체의 뿌리 근처에 반달 모양으로 희게 보이는 부분을 조반월이라 한다. 온몸의 신진 대사가 쇠퇴해지면 조반월이 안으로 쑥 들어가서 보이지 않게 된다.

손톱은 전신의 상태를 미묘하게 반영하고 있기 때문에, 엑스레이 촬영이나 혈액 검사와 같은 진단 기술이 발달되기 이전에는 점을 치거나 진단을 하는 중요한 곳이었다. 그러나 현대는 의료 검사 기기가 발달하여 고마운 반면에 인간의 직관력이 쇠퇴하여 멍청해지고 말았다.

손톱 진단의 개략을 어느 책에서 인용해 본다.

- 지나치게 긴 손톱── 호흡기가 약하므로 혀와 목구멍에 관련된 병에 주의를 해야 한다.
- 지나치게 짧은 손톱── 하반신이 약하므로 성기에 관련된 병에 주의를 해야 한다. 또한 신경이 과민하여 신경쇠약에 걸리기 쉽다.
- 가로홈이 있는 손톱── 과거에 큰 병을 앓았다는 것을 나타낸다. 손톱은 청년기에는 4개월, 장년

기에는 6개월, 노년기에는 약 1년이 걸
려서 갈아 난다.

• 세로홈이 많은 손톱──과로나 정신이 피로하여 지친 사람에
　　　　　　게 나타난다. 심해지면 손톱 끝이 젖혀
　　　　　　지거나 바삭바삭 바스러져서 형편없는
　　　　　　손톱이 된다.

• 부러지기 쉬운 손톱──빈혈, 내분비선의 장애
• 말랑한 손톱──칼슘 부족. 체력의 결핍
• 광택이 강한 손톱──갑상선의 기능 항진
• 창백한 손톱──빈혈. 순환 악화
• 검붉은 손톱──울혈. 폐·심장·순환계의 질환
• 노란 기가 있는 손톱──뼈의 결핵

여러 가지 손톱

긴 손톱
호흡기가 약하므로
여·목구멍 병에 요주의

짧은 손톱
하반신이 약하므로
성기 병에 요주의

세로홈이 있는 손톱
과로, 정신이 지쳐 있다

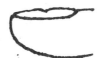

가로홈이 있는 손톱
과거에 큰 병을 앓았다는
것을 나타내고 있다

귀가 어둡고 눈이 희미하다

침구 의학에서는 "면목(面目)과 합곡(合谷)*에 들어간다."라고 말한다. 면목이란 안면과 눈이며, 합곡은 엄지손가락과 집게손가락 사이의 경혈을 뜻한다. 안면의 눈·귀·코·혀, 특히 눈병은 합곡의 자극으로 고친다고 한다.

"아하, 그런가요!"라고 안이하게 감탄을 한다거나 "흠, 되지도 않은 말을 하고 있네."라고 생각하며 우습게 본다면 양쪽 다 경솔하다고 하겠다. 어쨌거나 스스로 한번 시험해 보자.

하루 일이 끝나고 한숨을 돌리는 저녁식사 후, 텔레비전 화면이 침침하게 흐려져 보이고 소리도 똑똑히 듣기가 어려울 때 첫

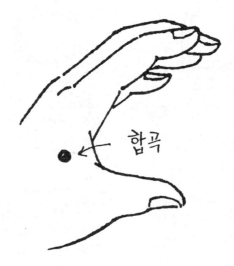

합곡

가락의 굵은 쪽으로 이 경혈을 누른다. 몸의 감각이 둔해져 있지 않은 사람이라면 같은 쪽 어깨에서 합곡과 연결되는 듯한 기분을 느끼게 하는 위화감을 갖게 될 것이다.

어깨나 목이 뻐근하면 눈이나 코, 귀의 기능이 떨어진다. 3분 이상 이 경혈을 계속해서 누르고 있으면, 사람에 따라서는 생하품이 나오기 시작하고 눈물이 나며 마치 낮잠에서 깨어난 듯한 기분이 된다. 여기까지 변화가 일어나면 그때 다시 텔레비전을 본다. 화면이 선명해지고 소리가 똑똑하게 들릴 것이다. 면목의 기능이 다소 올라갔기 때문이다.

어떤 병이라도 그 무렵에는 기능이 약간 떨어지는 법이지만, 그것을 방치해 두면 본격적인 병으로 성장하게 된다. 면목의 기능을 약간만이라도 올리는 이 합곡의 경혈. 자극을 되풀이하여 조금씩 거듭 쌓으면 끝내는 면목을 고칠 수 있다.

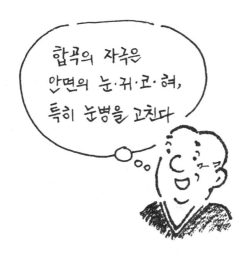

약 손
가족이 가족답게 되기 위해서

옷장 모서리에 무릎을 받혀 아이쿠 아야! 하며 손을 갖다 댄다. 이런 일은 누구나 경험한다. 이것이 바로 손을 대는 처치이다. 고통스러운 데다 손을 댄다. 가장 원시적이고 본능적인 치료다.

개중에는 손에서 이상한 광선이 나온다고 주장하는 사람도 있는데, 아무튼 인간의 손에 병을 고치는 힘이 갖추어져 있다는 것은 확실하다. 그것은 예로부터 '약손'이라고 불리어졌으며, 이러한 능력이 남달리 큰 사람이 있었다. 그런데 그것을 과학적으로 측정 못 하는 것은 과학이 뒤떨어져 있기 때문은 아닐까.

탈저정*으로 당장이라도 발을 절단해야 하는 환자의 단말마의 통증에 모르핀보다도 손으로 하는 처치가 효과가 있었던 경우도 있다. 손으로 어루만지는 치료의 효과는 심적으로 안심이 되어 그 통증이 덜해진다는 인간적인 효과 방법이다. 통증이 없어지는 대신에 온몸이 불쾌감으로 가득 찬다는 진통약의 강제적인 효과와는 기분이 아주 다르다.

가족 중 누군가가 몸의 상태가 나쁠 때, 손바닥으로 배나 등을 살며시 쓰다듬으며 가장 차갑게 느껴지는 곳에 가만히 손을 대어 달래 주고, 따듯하게 위로해 주며, 그리고 힘을 북돋우어 주는 마음으로 손을 대고 있으면 반드시 원기를 되찾게 될 것이다. 또한 가족의 유대 관계도 굳어질 것이다.

가족이란 원래부터 있는 것이 아니라, 손으로 더듬고 손으로 만들며 손으로 어루만짐으로써 동시에 이루어진다는 것을 잊어서는 안 된다. 손으로 어루만지는 것을 잊으면 동시에 가족은 소멸한다.

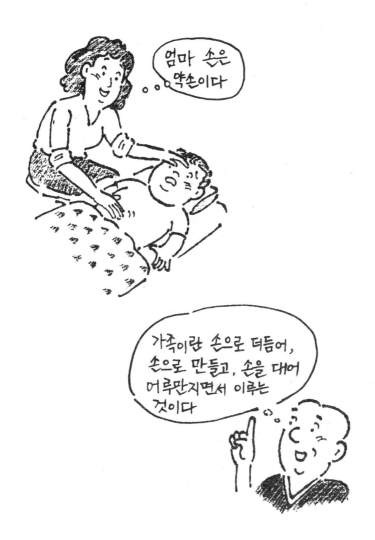

이명 · 난청 · 편두통

이명 · 난청 · 현기는 귀의 신경에서 오는 증상이지만, 이런 증상은 견비통*이나 목의 응어리가 원인이 되는 일도 적지 않다. 어깨나 목의 근육이 뻣뻣하게 굳어지면 귀의 신경만이 아니라, 눈이나 코의 신경을 압박하기도 하고 위의 혈류를 저해하여 목 위에 있는 기관의 작용을 떨어뜨린다.

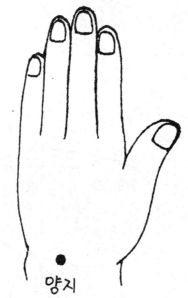

양지
어깨가 뻐근하거나 목이 뻐근한
것을 완화시키는 경혈이다

골치 아픈 이 견비통이나 목의 응어리를 풀어 주는 경혈이 손에도 있다. 바로 양지(陽池)라고 하는 경혈인데, 손목 관절의 등쪽 중앙에 있다. 특히 한쪽만의 이명이나 편두통에 잘 듣는다. 몸이 부드럽고 감각이 민감한 사람이라면 알게 되겠지만, 이 경혈에 뜸을 뜨면 중심이 한쪽으로 치우친 것이 평균화되어 자세가 정돈된다.

사람이 좌우의 발에 똑같이 체중을 싣고 서 있거나 걷고 있는 것으로 생각하고 있겠지만, 사실은 그렇지가 않다. 중심이 좌우 어느 한쪽으로 치우쳐 등골뼈가 한쪽으로 구부러지고, 어깨의 높이도 좌우가 다르다. 그래서 낮은 쪽 어깨는 혈액의 순환이 나빠져서 견비통이 되거나 쑤시고 아프게 된다. 또한 높은 쪽 어깨는 힘을 너무 주게 되어 매우 뻐근해진다.

한마디로 말할 수는 없지만, 원칙적으로는 어깨가 처진 쪽에 있는 양지에 뜸을 뜬다. 어깨의 높이가 평균화되면 어깨의 응어리가 저절로 풀려서 이명·난청·편두통 등 불쾌한 증상이 완화된다. 양지라고 하는 경혈을 사용하는 방법은 좌우 한쪽만이다.

부 증

부증은 심장병이나 신장병으로 일어나지만, 손의 부증에 한해서 말하자면 견비통으로도 일어난다. 잠자면서 몸을 뒤치지 못하는 사람이 모로 누워 잔 경우에도 아침에 일어나면 손이 붓는 일이 있다. 또 오랜 시간 손끝을 심장보다 낮게 내리고 있으면 울혈로 붓게 된다.

어깨가 뻣뻣하면 손끝에 있는 정맥혈의 순환이 잘 이루어지지 못하는데, 이것도 부증의 원인이 된다. 또 목등뼈에서 손끝으로 가는 신경섬유가 도중에 딱딱한 어깨의 응어리로 압박을 받음으로 해서, 손끝이 신경계의 충분한 보호를 받지 못해서 붓는 일이 있다.

근육은 유연한 탄력이 있어야 한다. 동물성 단백질로 치우친 식사나 운동 부족, 불평 불만, 성적(性的) 부족, 얕은 호흡 등으로 근육은 굳어진다. 복식 호흡을 할 수 있도록 몸을 조절하면 훨씬 편해진다.

허리가 좋지 않아서 잠자면서 뒤척이지 못하는 사람은 한쪽으로만 누워 잠을 자기 때문에, 어깨에 계속 압박을 받아 손끝에 울혈과 부증이 생긴다. 이러한 사람들 중에는 손가락 끝의 부상이 하룻밤 사이에 악화하여 화농해서 절개 수술을 한 예도 있다. 울혈과 부증은 세균의 영양제이다.

부증을 안이하게 이뇨제 등으로 해결하려는 것은 탐탁치 않은 생각이다. 잘 듣는 약일수록 몸을 억지로 고치고 있다고 하겠다. 그 대가에 대한 청구는 언제, 어디선가 모양을 바꾸어 받게 된다.

돈도 짬도 있는 여러분, 견비통과 부증을 고치고 깊은 복식 호흡을 몸에 익히려면 돈과 시간을 들이도록 하라. 손가락에 낀 굵은 다이아몬드 반지보다 더 값어치가 있을 것이다.

손이 붓는 것은 견비통으로
손끝의 정맥혈의 순환이
잘 이루어지지 않기 때문이다

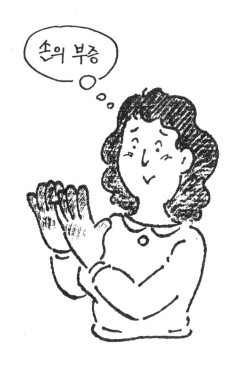

손의 부증

논　다

수 상

  수상(手相)이라고 하면 곧 손바닥의 선을 연상하겠지만, 손바닥
의 선은 수상의 일부분에 지나지 않는다. 먼저 손 전체·모양·
볼륨·살집·탄력·혈색 들을 종합적으로 알아보기로 하자. 자기
것만이라면 손의 개성을 알 수 없으니까, 친구나 부부가 함께 손
을 내밀어 이것저것을 보면서 이야기를 나누어 보자.

  먼저 손등을 내밀어 끝이 가느다란지 굵은지를 본다. 어쩐지
분위기가 이상할 것이다. 손가락 끝의 움직임은 대뇌의 신피질을

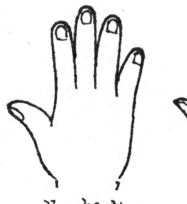

끝이 굵은 형
관찰·분석·합리성이
충분한 타입

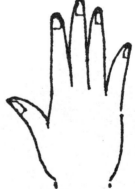

끝이 가느다란 형
감성이나 직관으로
움직이는 타입

반영하는데, 끝이 가느다란 형인 사람은 분석이나 비판하기를 싫어한다. 행동이 두뇌적이지 않으므로 감성이나 직관으로 움직이면 특성을 발휘한다. 시인·배우·예술가 형이다.

반대로 끝이 뭉뚝한 형은 신피질의 활동이 좋아서 관찰·분석·합리성이 충분하여 사회적인 상식이나 규칙을 중히 여긴다. 그러나 섬세한 감정의 기미 등은 조금 무리가 아닐까 한다. 사람들과 어울리기를 싫어한다면 학자·연구직·종교가이며, 어울리기를 좋아한다면 실업가·기술자가 되어 현실 사회를 지탱하게 될 것이다.

수상이라 하는 것은 하느님이 만드신 운명의 스케줄 표를 훔쳐 보는 기술이 아니다. 아직 자기가 의식하고 있지 않은 본성을 깨달아 개성을 발휘하며 인생을 즐길 수 있도록 하는 도구이다.

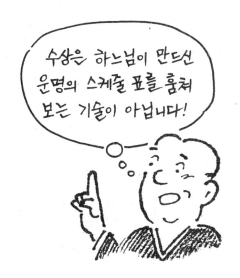

생 명 선

젊었을 때 건강했던 사람이 초로기 이후에 병이 나게 되면 몸을 다루는 방법에 익숙지 못해서 식이요법 등으로 고생을 한다. 마찬가지로, 건전한 생명선을 지녔어도 무리와 무모를 거듭하여 병을 얻거나 사고를 나게 하면 아무런 소용이 없다. 그럼 수상을 보아서 어떻게 한다는 말인가. 그것은 두뇌와 인생관이 좌우한다.

생명선은 건강 상태를 나타낸다. 한 가닥의 깨끗한 담홍색 선

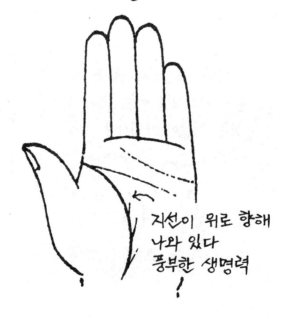

생명선은 건강 상태를 나타낸다

지선이 위로 향해
나와 있다
풍부한 생명력

이 엄지손가락과 집게손가락의 한가운데에서 나와 반원에 가까운 커브를 그리며 손목으로 향하고 있는 것이 좋으며, 이것이 길면 생명력이 왕성하다고 한다. 또 지선(支線)이 위로 향해 나와 있으면 생명력이 더욱 남아 돌아가는 것을 나타낸다. 어쨌거나 몸 속에서 솟아나는 에너지가 일을 성취시키기 때문에 이 지선은 당신의 수호신이다.

생명선이 도중에서 흐트러지거나 끊겨 있는 사람, 출발점이 엄지손가락에 가까운 사람, 급커브로 하강하고 있는 사람은 생명력이 박약하다. 그렇다고 탄식해도 아무런 소용이 없다. 수상을 바꾸면 되지 않겠는가. 빈약한 그 생명력으로 당신의 가장 소중한 것만을 굳건히 지키며, 다른 일은 일체 개의치 않고 살아간다. 식생활의 균형을 회복시키고 운동에 힘써서 서서히 심신을 굳건하게 길러 나간다. 건강 상태가 향상되는 데 따라서 수상도 좋아지게 될 것이다. 생명선 한 가닥이나 두 가닥쯤이야 요컨대 마음가짐에 달려 있다고 하겠다.

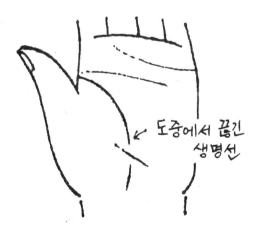

← 도중에서 끊긴 생명선

두 뇌 선

두뇌선은 그림에서 보여 주는 바와 같이 생명선과 같은 곳이나, 아니면 조금 위에서 시작된다. 이 선은 그 사람의 관찰력·판단력·추리력 등의 지적 능력을 나타내는 선이다. 단, 그 사람의 인격은 별문제이다. 극악 무도한 사람이 훌륭한 두뇌선을 가지고 있을 경우, 그 사람의 지적 능력은 사회를 불안 속에 빠뜨리며 자기 자신을 파괴해 버린다.

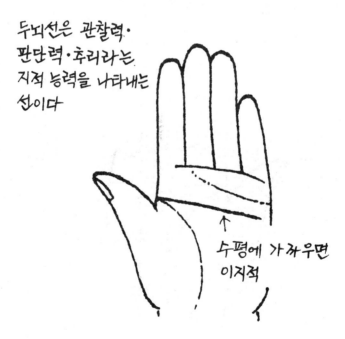

두뇌선은 관찰력·
판단력·추리라는
지적 능력을 나타내는
선이다

↑
수평에 가까우면
이지적

출발점이 생명선과 같을 경우, 그 사람은 두뇌가 우수하고 섬세한 신경을 가지고 있다. 행동이 신중하고 조심성이 있기 때문에 드라마틱한 인생을 보낸다기보다 착실한 나날을 보내며 안주할 사람이다.

생명선 조금 위에서 시작된 사람은 자기 마음을 잘 제어하며 왕성한 행동력을 구비하고 있는 사람이다. 독립 자존의 정신을 가진 사회를 짊어지고 나갈 사람이지만, 생명선과의 간격이 너무 넓으면 사려나 조심성이 없고 행동할 때 혼자 걷는 사람이다. 저돌 맹진에 조심할 것.

두뇌선이 담홍색이고 길면 그만큼 지적 능력이 우수하다는 것을 나타내는 것이다. 그리고 선이 수평에 가까울수록 현실적이고 실리적인 경향을 보여, 사회에서 성공할 형의 하나이다.

이와 반대로 종점이 아래로 향할수록 정신 귀족적인 경향이 있다. 사색적이고 몽상적이며 자유 분방한 마음의 세계를 즐길 수 있다. 그런 만큼 억만 장자를 꿈꾼다는 것은 무리일 것이다.

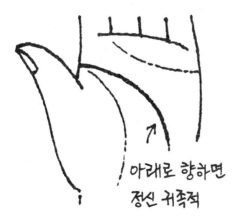

아래로 향하면
정신 귀족적

감 정 선

감정선은 새끼손가락 밑부분에서 시작되어 가운뎃손가락 밑에까지 이르는 가로선으로, 중요한 선이다.

감정은 자기의 바깥쪽을 둘러싸고 있는 타인이나 자연이나 우주와의 공감 위에 성립되어 있으므로, 이 선은 공감력의 강약을 암시하고 있다. 여성의 월경을 보더라도, 난소에서 망원경을 내밀어 천체를 관측하고 있는 것도 아닌데 정해진 리듬으로 우주의 움직임과 동조하고 있다. 이것은 공감과 감정의 원점이다.

다른 선과 마찬가지로, 담홍색 선이 도중에서 끊어지거나 사슬 모양으로 되지 않고 가운뎃손가락에서 집게손가락 사이에 도달하는 것이 좋다고 되어 있다. 지나치게 길면 감정의 힘이 독자적으로 행동하여 애정이 지나치게 많아서 문제를 일으키게 된다. 너무 짧으면 그 힘이 약해서 마음을 이끌 수가 없다. 다른 선에 주도력을 맡기는 편이 현명하다.

사물을 감정적으로 터득하고(감정선), 논리적으로 분석하여 검토를 거듭하고(두뇌선), 풍부한 생명력으로 현실화한다(생명선). 매우 당연한 일이겠지만, 그만 욕심에 끌려 실패하게 된다. 감정이나 어림짐작에 목숨을 바치는 바보, 이성과 분석으로 모든 것이 해결된다고 생각하는 멍텅구리, 몸을 함부로 써서 못쓰게 만드는 건강의 적, 이런 사람이 되어서는 안 될 것이다.

감정선은 공감력의 강약을 나타낸다

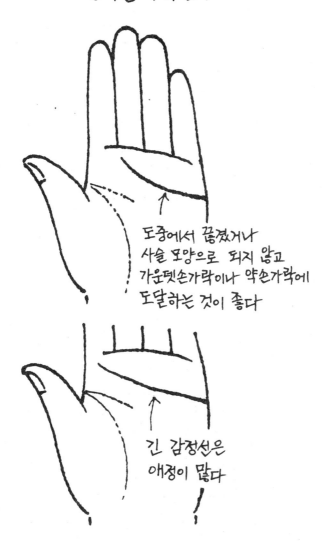

도중에서 끊겼거나
사슬 모양으로 되지 않고
가운뎃손가락이나 약손가락에
도달하는 것이 좋다

긴 감정선은
애정이 많다

굵은 손, 큰 손

갱생은 팔에서부터

팔이 굵어지는 것은 손바닥이나 손가락을 움직이는 근육의 대부분이 팔에 있기 때문이다. 손바닥이나 손가락에는 큰 근육이 거의 없다. 손가락은 팔의 근육에서 건초*라고 하는 관을 통해서 리모컨 조작이 되고 있다. 마치 자전거의 브레이크와 같은 구조이다. 만약 몸의 다른 관절처럼 손가락뼈에 직접 근육이 붙어 있다면 손가락은 저마다 그만큼 굵어지지 않을 수 없다. 야구 글러

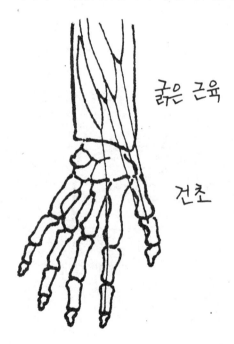

굵은 근육

건초

브와 같은 그런 손가락으로는 세밀한 작업이 불가능하다. 바느질 등은 도저히 할 수 없다. 그래서 팔에서 원격 제어를 하고 있다.

손가락의 움직임은 팔의 근육에 의해 리모컨 조작이 되고 있기 때문에, 손가락을 다치기라도 하면 팔의 근육에 이상이 나타난다. 부상을 하거나 삐거나 골절로 장기간 손가락을 움직이지 않고 있으면 팔의 근육이 말라 가늘어지고 만다. 손끝의 갱생은 반드시 팔부터 해야 한다. 건초에 기름이 마르지 않도록, 또 근육이 강하고 섬세하게 작용할 수 있도록 평소에 정비를 해두어야 한다.

세밀한 손작업과 힘찬 손작업, 어느 것이나 다 중요하다. 손이나 팔을 잘 사용한 후에는 만세를 부르는 자세처럼 팔을 쳐든 채 1분간 그대로 있다. 이것이 손과 팔의 기본적인 정비법이다.

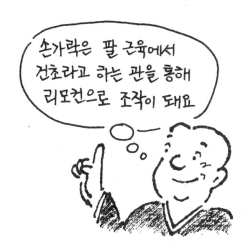

악   력

팔꿈치를 가볍게 구부리고 주먹을 꼭 쥔 다음, 다른 한 손으로 팔꿈치에서 아래로 내리 만져 본다. 딱딱하게 굳어 있을 것이다. 그렇지만 팔꿈치에서 어깨까지는 딱딱하지 않다. 그것은 주먹을 쥐는 근육이 팔꿈치 앞쪽에 있기 때문이다.

그런데 악력계를 꽉 쥘 때는 팔꿈치에서 위로 겨드랑이・가슴의 근육까지 딱딱해진다. 목의 근육도 딱딱해지고 정맥이 솟아오르며 얼굴이 새빨갛게 충혈된다.

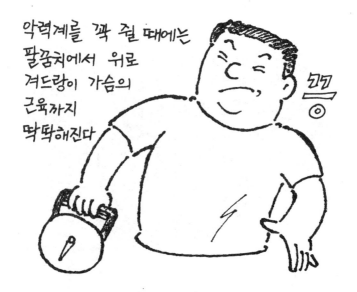

원래 근육은 전신이 연동하여 손끝 하나의 움직임에도 전신이 간접적으로 협조한다. 따라서 골격계 전체가 비뚤어져서 등골뼈가 만곡하여 어깨의 선이 수평이 되지 않고 어깨가 뒤틀려 있는 경우에는 좌우 악력에 큰 차이가 생긴다.

악력은 남자나 여자나 25세 전후가 절정이며 남자는 48kg, 여자는 30kg 정도이다. 그후는 운동에 힘쓰지 않은 사람은 나이가 들수록 쇠퇴하여 70세쯤에는 대체로 70% 정도까지 쇠퇴해진다.

좌우 한쪽의 악력이 극단적으로 적을 때 정형외과에서는 근력 단련을 시키지만, 약하기 때문에 단련을 한다는 치료 방법은 너무 단순한 감이 있다. 비뚤어진 모든 골격계를 바로잡아 팔의 신경 지배와 혈액 순환을 좋게 하면 악력은 저절로 붙게 된다. 우리의 몸은 낫고 싶어하기 때문에 그 절차를 따라 하면 된다.

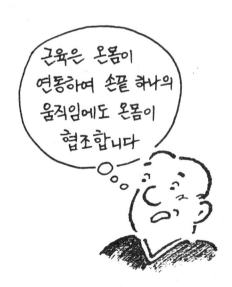

팔이 움츠러들면 협심증?

인생이 가을에 도달하면 가슴이 꽉 죄어든다. 심장 순환계의 노화가 일어나기 때문이다. 특히 왼쪽 어깨와 왼손에까지 통증이 퍼질 때는 협심증을 의심해야 한다. 심장 근육의 산소 부족이 원인이므로 혈액 세척 작전을 시작한다. 균형 있는 소식(小食)을 해야 하며 금연은 말할 것도 없다.

먼저 움츠러든 팔과 가슴을 편다. 그림과 같은 자세를 취하고 허리를 비튼다. 왼팔이 공중에 뜰 정도로 단단히 비튼 채 몸이 일직선으로 쭉 뻗는 느낌을 맛본다. 가슴이 아프다면 어김없이 어깨나 팔이 위축되어 있다는 것이므로, 상당히 효과가 있을 것이다. 5분이고 10분이고 그대로 있으면 갑자기 통증이 사라진다. 그때까지 기다린다. 반대쪽도 같은 방법으로 한다.

다음은 손발을 심장보다 높이 든다. 손발의 울혈이 체간*으로 되돌아와서 폐에 울혈하기 때문에 가슴이 답답해진다. 답답해지면 곧바로 중지한다. 참으면 위험하다. 3분 정도 쉬고 다시 올린다. 이와 같이 1일 4~5회를 한다. 서서히 들고 있는 시간을 오래 하여 10분 정도까지 가능하게 되면 다음 단계로 들어간다. 그렇게 되기까지는 수주일이 걸린다. 위로 들고 있는 손발을 전기 진동 안마기로 떨게 한다. 첫날은 10초 정도를 하고 다음날부터 서서히 길게 한다. 문제 없이 3분간을 할 수 있게 될 때가 되면 가슴이 죄는 것을 잊게 될 것이다.

가슴을 펴고 호흡을 깊게 하여 손발의 울혈을 없애고 순환을 원활하게 한다. 심장은 이렇게 해서 강화할 수가 있다. 서둘지 않고, 그렇다고 게을리 하지 말고 몇 개월이든지 계속한다.

혈액 세척 작전

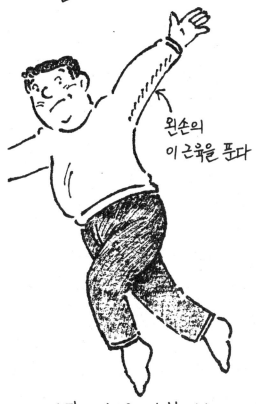

왼손의
이 근육을 푼다

바닥에 누워 5분이건
10분이건 이대로 …
반대쪽도 같은 방법으로

손바닥을 뒤집으면

기분 전환의 결정타

앉아서 손을 무릎 위에 포갤 때 거의 대부분의 사람은 손등이 위로 온다. 불상을 보면 모두 손바닥을 위로 하고 있다. 그것은 어째서일까. 손오공이 제아무리 돌아다녀 보았자 부처님의 손바닥 위이다. 거기에는 무엇인가 몸과 마음의 비밀이 있을 것이다.

눈을 감은 채 손바닥을 위로 하고 어깨 주위에 신경을 집중시켜 보자. 어깻죽지의 근육이 미세하나마 뒤로 비틀리고 그것에 끌려서 유방 부분도 밖으로 끌려가는 듯한 느낌이 들 것이다. 양 손바닥을 위로 가게 하면 양어깨가 뒤로 끌려 가슴 전체가 펴지는 것처럼 느껴진다.

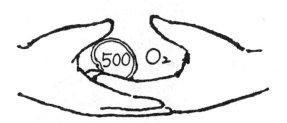

손바닥을 위로 하여 '주세요' 하는
모양을 한다.
부처님은 시주를,
당신은 산소를 얻게 된다

가슴이 펴지면 호흡이 깊어진다. 호흡이 깊어지면 혈액 속의 산소가 증가한다. 그리고 산소가 증가하면 몸의 각 장기가 원활하게 활동한다. 뇌는 특히 산소를 좋아한다. 생기가 돋아나서 불안·초조가 사라지고, 머리의 회전도 조금은 좋아진다.

손바닥을 위로 가게 하여 5분이고 10분이고 꾹 참으며 가만히 있는다. 생하품이 나오면 성공이다. 몸이 산소를 만끽할 때까지 몇 번이고 하품을 되풀이하자.

손바닥을 위로 가게 하고 '주세요' 하는 자세를 취하자. 부처님은 시주를, 여러분은 산소를 얻을 수 있다. 한가할 때나 무료한 버스·전차 안에서 특별히 권하고 싶다.

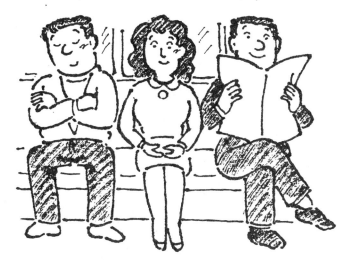

양쪽 손바닥을 위로 가게 한다

사랑이 있는 곳

어린아이가 빨간 튤립 꽃을 만지고 있다. 양손으로 꽃잎을 그물로 건지듯이 만지고 있다. 황홀한 모양인듯 눈이 게슴츠레하다. 어린이의 세계에는 자타(自他)의 분별이 없다. 입술이 조금 열리고 혀가 살그머니 움직이고 있다.

이런 모습을 스스로 재현해 보자. 어떠한가? 손가락 끝에 의식이 들어가 있지는 않은가? 손가락에 힘이 들어가면 꽃잎이 망가져 버릴 것만 같다. 이와 같이 중요한 것을 만질 때 우리의 손은,

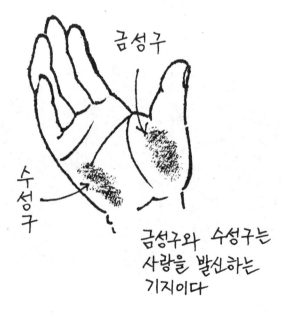

금성구

수성구

금성구와 수성구는 사랑을 발신하는 기지이다

의식이 손바닥 쪽의 손목 가까이로 모이고 손가락은 보조가 된다. 엄지손가락 밑부분의 두꺼운 살을 금성구(金星丘)라 하고 새끼손가락 밑부분을 수성구(水星丘)라 하는데, 이 두 곳이 움직임의 주역이 된다.

좋아하는 것, 기분을 좋게 해주는 것, 공감을 느끼는 것에 대해서 우리의 몸은 끌어안는 근육이 주도권을 잡고 움직인다. 이것을 굴근이라고 한다. 손으로 말하자면 색깔이 하얀 곳, 즉 손 안쪽의 근육군이다. 이에 비해 바깥쪽 근육은 싫어하는 것, 불쾌하게 하는 것에 대해 거부하는 마음을 나타낸다. 팔꿈치로 치는 움직임이 바로 그것이다.

자기 외의 것과 하나가 되어 공감하고 있을 때 끌어안는 근육의 종착역이 금성구와 수성구이다. 말하자면 사랑의 발신 기지이다.

끌어안고 싶을 때
주도권을 잡고 움직이는 근육
이것을 굴근이라고 해요
손 안쪽의 근육근이죠

손은 제3의 심장

혈압을 조절한다

매우 간단한 두뇌 활성술은, 손발을 심장보다 높이 들고 전기 진동 안마기로 1분 동안 떨게 하는 방법이다. 두뇌 활성술이란 심장 활성술을 말한다. 혈액 순환을 개선하면 호흡이 깊어져서 몸이 따뜻해진다. 뿐만 아니라, 머리가 조금이나마 산뜻해진다. 뇌나 중추신경계가 쾌조로 활동하기 시작한다.

발이 제2의 심장이라면 손은 제3의 심장!

전기진동안마기

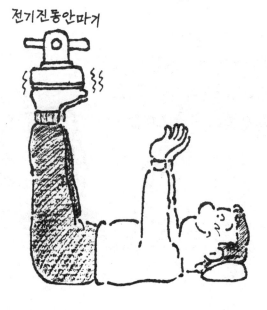

발이 제2의 심장이라면 손은 제3의 심장이다. 손발을 위로 들고 전기 진동 안마기로 떨게 하면 심장은 당장에 활성화된다. 더구나 약물로 억지로 만드는 것이 아니기 때문에, 매일 계속하면 심장 순환계가 강해진다. 다만, 이미 심장병을 가지고 있는 사람은 10초 정도로 그치고 몸의 상태를 본다. 그리고 서서히 시간을 늘려 간다. 가슴이 답답하게 느껴지면 곧바로 중지한다. 이런 경우에 참고 계속하는 것은 금물이다. 기분이 좋을 동안만이 약이 된다.

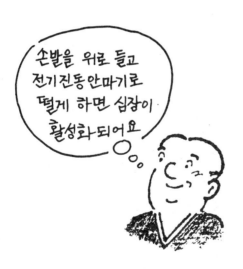

좌섬, 좌섬하지만 하룻밤이다

손가락을 세게 부딪쳐 삐었을 때는 먼저 천천히 잡아당긴다. 조금 아프기는 하겠지만 참아야 한다. 다음에는 손을 가볍게 주먹 쥐어 보고 펴 본다. 그리고 손가락을 벌려 본다. 이 세 방향으로 움직일 수 있으면 골절된 것이 아니므로 치료에 들어간다.

방법은 간단하다. 손끝을 심장보다 높게 올리고 있는 것이다. 단지 이것뿐이다. 자고 있거나 깨어 있거나 오직 이것만을 계속하면 하룻밤이면 마무리가 진다.

야생 동물이 다쳤을 때 그들은 아무 것도 먹지 않고 가만히 회복을 기다린다. 먹이를 먹지 않기 때문에 몸은 소화, 흡수할 일이 없으므로 상처를 회복하는 데 전념할 수 있다. 상처를 고칠 정도의 영양은 몸 속에 비축되어 있다. 부상이나 병을 회복시키는 데는 영양 보급이 필요없다.

손끝이나 발끝의 부상, 좌섬(挫閃)* 등에도 같은 말을 할 수 있다. 좌섬된 부분을 심장보다 높이 들고 있으면 혈액은 체간 쪽으로 되돌아가고 상처 부위는 빈혈 상태가 된다. 혈액에서 받는 영양 보급도 끊어진다. 단식 상태가 되는 것이다. 이렇게 되면 좌섬된 상처 부위는 열심히 회복하는 일에만 매달리게 되고, 그래서 하룻밤 사이에 마무리를 지을 수 있게 되는 것이다. 부엌칼에 손가락을 베었을 때도 마찬가지이다.

부상이나 병으로 쓰러진 환부는 진심으로 낫기를 바란다. 그래서 치료 활동이 시작되며, 저절로 낫게 되는 것이다.

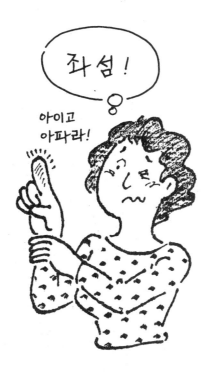

가운뎃손가락의 비밀

화끈거리는 손바닥

약속은 새끼손가락을 걸어 하며 손가락질은 집게손가락, 우두머리나 아버지를 가리키는 것은 엄지손가락이다. 그렇다면 가운뎃손가락에는 어떤 개성이 감추어져 있을까?

장바구니나 가방을 들었을 때의 움직이는 주역은 가운뎃손가락이다. 가운뎃손가락은 팔을 꼿꼿이 편 연장선상에 위치하고 있기 때문에, 무거운 짐을 들거나 바위를 오를 때 주역이 된다.

침구학에서 말하는 심포경(心包經)이라고 하는 경락이 이 가운뎃손가락의 실체이다. 심포경은 심장을 보좌하는 경락이다. 가운

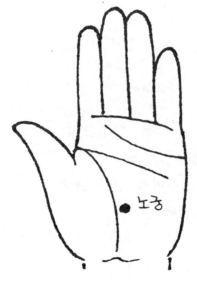

노궁의 경혈은
과로를 알려 주고
풀리게 하는
경혈이다.

노궁

넷손가락을 움직이는 근육은 팔에 있지만 그 근육 그룹이 가슴과 이어져 있기 때문에, 이 경락은 손의 움직임과 함께 흉곽의 움직임과도 관계가 깊다.

손을 절단한 사람은 서서히 가슴의 근육이 야위어 간다. 슬픈 상황에서 가슴을 펴는 사람이 없는 것과 마찬가지로, 심포경의 힘이 없어지면 가슴이 닫혀 호흡이 얕아지고 소극적이 된다. 스트레스나 철야 작업으로 과로가 되면 이 경락에 이상이 생겨 손바닥이 화끈거린다. 손바닥 한가운데에 있는 심포경의 노궁(勞宮)이라고 하는 경혈은 과로를 알려 주고 풀어 주는 경혈이다. 차분하게 눌러 주자.

튼튼한 가운뎃손가락은 심포경이 풍요하여 여유가 있다는 것을 나타낸다. 가운뎃손가락은 가슴의 움직임을 통해서 심장 순환계를 상징하는 손가락이다.

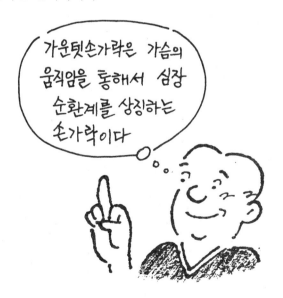

테니스 엘보

비록 건강을 위해서 하는 스포츠라 하더라도 지나치면 오히려 해가 된다. 대부분의 스포츠가 남과 겨루어 승부를 결정하는 것이다. 그렇기 때문에 자칫 무리를 해서 골격계의 균형을 잃게 되어 건강을 해치는 수도 있다.

테니스에서 흔히 일어나는 팔꿈치 관절의 장애 테니스 엘보(tennis elbow)도 그런 것이다. 무거운 라켓을 휘두를 때, 팔꿈치 관절의 바깥쪽 위팔뼈(상완골)에서 손목으로 달리는 근육에 힘이 무리하게 들어가 일어나며, 팔꿈치 주위가 아프고 발열을 하며 손 동작에 지장이 생긴다.

치료는 오른쪽 팔꿈치가 아플 경우, 오른팔에 힘을 넣지 않은 채 왼손으로 오른쪽 손목을 비틀어 본다. 바깥쪽과 안쪽을 향해 비틀어 보고 아픈 방향을 알게 되면, 최악으로 아픈 위치에서 아프지 않은 반대 방향으로 향해 천천히 움직인다. 왼손은 오른쪽 손목의 이 움직임에 대해 가만히 저항을 준다. 서둘지 말고 되도록 가볍게 몇 번이고 돌린다. 치료의 움직임은 느슨하게 그리고 길게 하는 것이 필수적이다. 그러면 이상하게도 서서히 통증이 적어지고 팔꿈치를 크게 움직일 수 있게 된다. 통증이 절반 정도로 줄면 다음은 움직여 본다. 반대 방향 슬로 모션으로 온몸을 움직인다. 다시 말해서, 라켓을 앞에서 뒤로 흔드는 것이다. 10회

　정도 이 반대 운동이 끝나면 팔꿈치를 냉찜질한다.

　테니스 엘보를 예방하는 데는 반대 운동이 가장 좋다. 일반적인 스트레치 체조를 하기 전에 몇 번이고 해둔다. 반대 모션으로 하는 치료와 예방, 이것이 의학적으로 올바른 최신 방법이다.

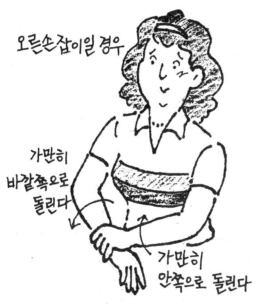

테니스 엘보가 되면

오른손잡이일 경우

가만히 바깥쪽으로 돌린다

가만히 안쪽으로 돌린다

테니스 엘보를 예방하는 데는
반대 운동이 가장 좋다

새끼손가락을 걸고 하는 약속

"자, 우리 약속한 거야."

어린아이들이 서로 새끼손가락을 걸어 약속을 한다. 어린이뿐만 아니라, 어른도 그렇게 약속을 하는 일이 있다. 물론 대부분은 남녀가 하는 것이지만. 이것의 유래는 옛날 서로 좋아하는 남녀가 새끼손가락을 베어 피를 섞어 약속한 데서 시작되었다는 말도 있다.

약속을 엄지손가락이나 집게손가락을 걸고 한다면 전혀 기분이 나지 않을 것이다. 괜히 약속을 지키지 않아도 될 것 같은 기분

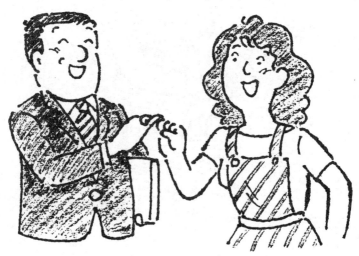

새끼손가락을 걸고 약속해요

이 들기도 할 것이다. 손가락에도 저마다 개성이 있다. 약속은 역시 새끼손가락이 맡아 해야 제맛이다.

양새끼손가락을 걸고 가볍게 잡아당겨 보자. 겨드랑이가 닫혀 있는 것 같은 느낌이 들 것이다. 몸의 감각이 좀더 예민한 사람은 허리 맨 아래, 골반이 이어지는 경계 근처에 가벼운 긴장감이 나타나는 것을 알 수 있을 것이다. 골반 내의 장기, 특히 생식기를 지배하는 신경이 척수에서 나가는 부위이다. 수상학에서는 새끼손가락이 생식기의 기능을 보는 곳으로 되어 있다.

오랜 세월 함께 산 부부도 한번 새끼손가락을 걸고 약속을 하면 어떨까. "오늘은 두부 찌개를 먹읍시다. 자, 약속." 어쩐지 어색하다고요? 천만의 말씀! 사람이란 나이가 들어도 기본적 유아성을 그대로 지니고 있기 때문에, 새끼손가락을 걸고 약속함으로써 신선한 감정이 되살아날지도 모른다.

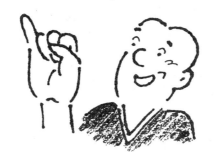

만 든 다

미륵보살의 약손가락

미륵보살의 모습은 어느 시대이건 사람들의 마음을 매료하면서 여전히 구원의 손길을 내밀고 있다. 단정한 얼굴과 함께 유연한 손끝과 동그랗게 집은 약손가락은, 우리들 인간이 가지고 있는 예술적 공감과 평화에 대한 소망을 최고도로 나타내고 있다고 하겠다. 미륵보살은 석가가 입멸한 지 56억 7000만년 후에 미륵불로 세상에 나타나 중생을 제도한다는 보살이다.

수상학에 의하면 약손가락은 예술성을 나타낸다. 약손가락의 밑부분 태양구(太陽丘)가 힘차면 예술적 감각이 풍부하며, 색채감이 넘치는 생명의 약동을 애호한다. 약손가락의 끝이 풍부한 사람은 추상적 또는 관념적으로 조화가 이루어진 세계를 소망한다. 약손가락을 사용하여 맞잡고 싸울 수는 없지만, 약을 발라 줄 수는 있다.

침구학에 의하면 약손가락에는 삼초경(三焦經)이라는 경락이 있다. 심장 아래를 상초, 위 부근을 중초, 방광 위를 하초라 해서 삼초인데, 음식물의 소화·흡수·배설이나 호흡의 산소 흡수량을 조절하고 있다. 약손가락을 빗겨서 나오는 힘줄이 있는 손목주름에 뜸을 하자. 약손가락에서 새끼손가락에 걸친 나른한 통증이나 몸 전체의 스태미나가 없을 때 잘 듣는다. 특히 왼손이 잘 듣는다고 한다.

미륵보살

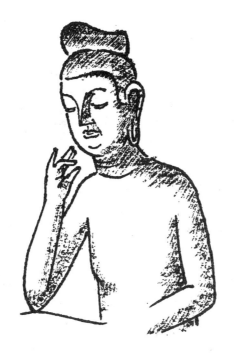

수상학에서 약손가락은
예술성을 나타낸다

주부 습진과 물지게

처녀들이여, 더욱 일을 하라

코흐나 파스퇴르가 세균을 발견한 이후 100년이 지난 지금, 병의 원인으로 세균이나 독물 등 자기 외부에 있는 눈에 보이지 않는 악한을 찾는 것이 유행하고 있다. 주부 습진도 병의 근원을 찾으려는 노력이 계속되어 일차적으로 세제가 대상으로 올라 있으나 아직 결정적 치료 방법은 없고, 스테로이드 연고로 얼버무리고 있는 것이 현재 실정이다.

귀찮은 주부 습진, 원인을 찾기보다 자기 자신의 상반신을 단련하면 절로 나아 버릴 것이다. 본래 자연 속에서 살던 사람에게는 이와 같은 나태한 병이 없었다. 손바닥도 발바닥도 다 두툼했기 때문에 습진 같은 것이 생길 리 없었다.

목·어깨·팔과 신경의 통로가 충분히 부드럽고 탄력이 있어서 관절에 여유가 있으면, 손끝의 신경이나 혈관도 마음껏 활동을 할 수 있다. 그래서 피부에 스트레스가 와도 충분히 대응을 하게 된다. 요컨대 주부 습진은 단련이 모자라서 손 조직에 여유가 없기 때문에 세제 따위에게 져서 생기는 병이다.

옛날에 물지게를 지고 물을 길어다 먹던 우리들의 생활이 급속하게 편리해짐으로써 생활 속에서 몸을 단련하는 일은 거의 없어졌다. 편리한 것도 한도가 있다. 주부 습진이 있는 사람은 수도가 없어 물지게를 져야 하는 산간 벽지로 이사를 가서 살거나, 그것

이 싫으면 어머니 배구회에라도 들어가 몸을 단련하시라. 그 어
느 쪽도 할 수 없는 사람은 스테로이드 연고를 바르고 "낫지 않
아요" 하며 혼자 푸념이나 하고 있을 수밖에.

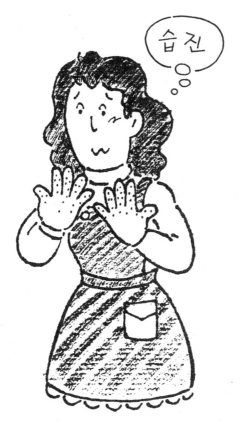

주부 습진은 단련이 부족하여
손의 조직에 여유가 없으면
생긴다
상반신을 단련하면 낫는다

상상의 언덕

수상학에서 '월구(月丘)'라고 불리는 손목에서 새끼손가락이 붙은 곳까지의 언덕, 수성구 융기는 상상력을 나타낸다고 되어 있다. 수성구 융기의 건너편에 있는 금성구 융기가 본능적인 정력을 나타내는 것과 쌍을 이루고 있다. 상상력은 자기 자신을 이끌어가는 나침반이다.

마음이 건전하게 발달하여 개성을 발휘하려면 이 양융기가 풍부하게 발달되어야 한다. '상상의 언덕'의 손목 가까운 부분은 소박한 상상력을 나타낸다. 이 부분이 아가미가 펼쳐져 있는 것처럼 활기 있고 좋은 혈색은 불굴의 정신을 나타낸다. 반대로 이 부분이 빈약한 사람은 마음 속으로는 풍부한 이미지를 가지고 있으면서도, 인내력이 모자라므로 이미지의 구체적인 실현을 도모하기보다는 이미지 자체를 즐기는 편이 무난하다.

융기 중앙 부분은 지적인 상상력을 나타낸다. 풍부하고 탄력이 있으면 그 사람의 상상력은 인생의 나침반으로서 충분히 활동을 한다. 연구를 게을리 하지 말고 최신 정보를 수집하도록 힘쓰자.

'상상의 언덕'은 사람이 능란하게 무엇을 만들 때나 손을 고도로 사용할 때에 잘 쓰이는 부위이다. 인생의 방향을 결정해야 하는 곤란을 해결하는 상상력의 힘이 유년·소년기부터 손으로 하는 작업에 의해 형성되어 간다.

그리고 이 부위는 간장의 기능이 만성적으로 저하되어 있을 때는 독특한 색깔이 되는데, 손바닥 홍반이라 해서 분홍과 빨강색이 섞인 것과 같은 선명한 색깔로 된다.

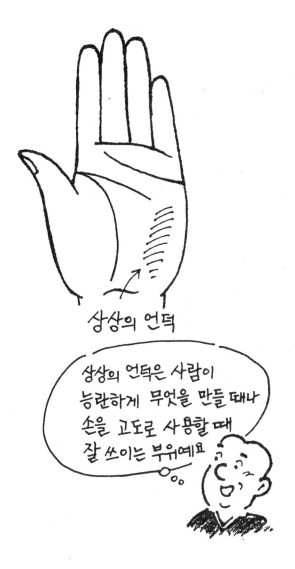

고양이의 손도 빌렸으면

고양이와 가위바위보를 한다면 무엇을 내면 될까? 그렇지, 보를 내면 된다. 고양이는 가엾게도 바위밖에 내지 못한다. 고양이 손과 사람 손의 결정적 차이, 사람의 엄지손가락은 다른 손가락과 마주 보고 있다는 점이다. 그래서 우리는 무엇을 잡을 수가 있다. 원숭이 이외의 어느 동물도 한 손으로 무엇을 잡지 못한다.

유인원류는 숲 속에 살고 있기 때문에 나무를 오르내린다. 다람쥐도 쥐도 곰도 나무를 타지만, 모두 발톱으로 긁으며 나무에

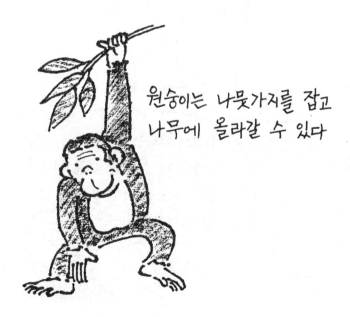

원숭이는 나뭇가지를 잡고
나무에 올라갈 수 있다

오르내린다. 원숭이가 조금이나마 더 우수하다는 것은 나뭇가지를 잡고 오르내릴 수 있다는 점이다.

우리들 인간도 유인원을 조상으로 하고 있기 때문에 나무에 오를 수가 있다. 더구나 다섯 개 손가락 하나하나가 길고 자유롭게 움직이기 때문에 딱딱한 돌멩이부터 물렁물렁한 두부까지 무엇이거나 집을 수가 있다. 도구를 사용하여 물건을 효율 있게 생산할 수도 있다. 과연 만물의 영장이다. 사람은 고성능 손을 얻은 덕택으로 막대한 물질을 생산했고, 끝내는 물질에 좇겨 질식할 상태가 되어 있다.

가여운 고양이에게 빌릴 것이 있다면 필요 이상의 것은 만들지 않는, 모아두지 않는 점이지 아닐까. 그리고 또 한가지는 남에게 꼬리를 치지 않는 생활 태도일 것이다.

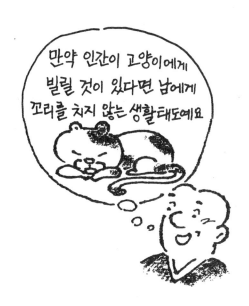

앗, 손이 안 움직여!

한 비즈니스맨이 동료와 어울려 조금 과음을 했다. 그는 귀가 하는 전동차 안에서 정신없이 잠이 들고 말았다. 좌석 팔걸이에 팔을 걸치고 종착역까지 30분 가량을 잤다. 얼마 후, 종착역에 도착해서 내린 그는 몹시 당황스러워했다. 웬일인지 손이 움직이지 않았기 때문이다. 손목이 아래로 축 처진 채였다. 주먹은 쥘 수 있는데 펼 수가 없었다. 마치 남의 손과 같았다. 무엇이 어떻게 되었을까? 얼큰히 취해 기분이 좋아서 불그스레했던 얼굴도 이제는 창백해졌다.

이런 경우에 내려지는 진단은 말초성 요골신경 마비이다. 요골신경은 팔의 등쪽을 달려 손목에서 앞쪽을 끌어올리는 작용을 하고 있으므로 이런 결과가 되는 것이다.

이 비즈니스맨의 경우, 요골신경이 달리고 있는 피부의 표면 부위가 팔걸이에 눌려 계속 압박되었던 것이다. 단 수십 분 동안이지만, 말초신경이 한번 장애를 받으면 회복하는 데 반년 가까이나 시간이 걸린다.

손을 움직일 수 없게 되는 병에는 이와 같이 말초신경이 압박을 받거나 외상으로 절단되어 일어나며, 또 뇌의 혈관이 파열되거나 이물로 막히거나 해도 일어난다.

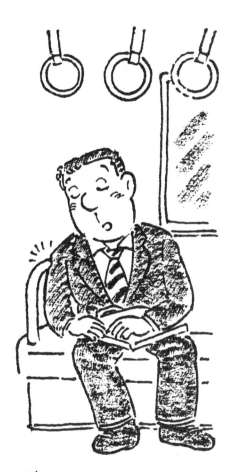

말초신경을 다치게 되면
회복하는 데 반년 가까이나
시간이 걸린다

오른손잡이와 왼손잡이

손칼국수집 주방장의 칼질 솜씨를 보면 누구나 다 한번은 넋을 잃을 것이다. 오른손잡이는 오른손에 칼을 잡고 리드미컬하게 국수를 썰어 간다. 왼손은 눈에 띄는 움직임은 없지만 국수의 폭을 일정하게 유지하는 자와 같은 역할을 한다.

오른손의 움직임은 왼쪽 뇌가 강하게 관여하고 있다. 왼쪽 뇌가 출혈이나 경색으로 제대로 작용을 못 하게 되면 우반신에 마비가 일어나며, 왼쪽 뇌의 장기인 언어 기능에 장애가 생긴다. 문자를 읽지 못하게 되거나 말을 알아듣지 못하게 된다. 또 사람의 얼굴은 기억할 수 있어도 이름이 생각나지 않는다.

이에 비해서 왼손의 움직임은 오른쪽 뇌의 지배를 받고 있다. 오른쪽 뇌는 감각기로부터의 자극을 종합하여 물체의 모양을 알게 된다. 오른쪽 뇌가 장애를 받으면 사람의 얼굴을 구별하지 못해서 잘 아는 사람인데도 "누구시지요?" 하고 묻게 되어 가족을 슬프게 한다. 오른손잡이와 왼손잡이는 뇌의 좌우가 개성이 다름으로 해서 발생한다고 한다.

이와 같이 잘 쓰는 손은 뇌와 밀접한 관계를 가지고 있기 때문에 왼손잡이를 억지로 교정을 하거나, 또 반대로 손으로 하는 작업을 잘 사용하는 손에만 의존하는 것도 좋지 않다.

손칼국수 요리사에게만 한정되는 것이 아니고 가야금이나 기타, 바느질 등 고도의 손일에서는, 잘 사용하는 손이 눈에 띄는 움직임을 하고 반대의 손은 국수의 폭을 잰다거나 바느질에서의 꼼꼼한 땀을 일정하게 유지한다거나 악기에서의 음색이나 장단을 미묘하게 바꾸어 연주하는 등의 일을 한다. 이때는 뇌 전체가 같이 회전한다. 그러므로 멍청해진 뇌를 채찍질하는 데는 좌우의 손을 개성에 따라서 고도로 사용하는 수밖에 없다.

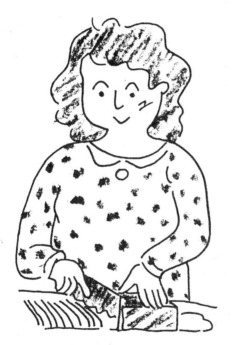

오른손의 움직임은 왼쪽 뇌가,
왼손의 움직임은 오른쪽 뇌가 지배한다

경견완 증후군

손이 저리다, 쑤신다, 차갑다, 들고 있는 것을 잘 떨어뜨린다 등의 증상으로 정형외과에 가면 이런 병명이 나오는 일이 있다. 치료법은 경추(목등뼈) 견인·핫 팩·마사지 등으로 혈액의 순환을 개선하지만, 몸 전체에서 원인을 찾아내는 것이 좋다고 생각된다. 몸을 봉제 인형처럼 팔과 다리와 머리와 동체를 꿰매 맞춘 물체처럼 생각하고 있으면 원인을 알 수 없다.

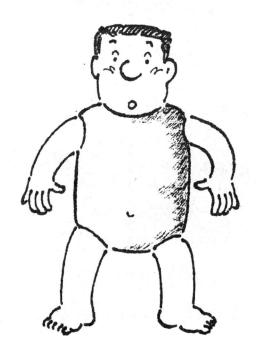

원래 몸이란 부품을 짜마춘 것이 아니다. 손발·머리·내장 등을 관절이나 혈관 등 파이프로 연결한 물체도 아니다. 몸은 마치 굵은 나무 줄기에서 가지가 돋아나듯이 굵은 몸통에서 손발이 비죽비죽 돋아난 생물로 보는 것이 실체에 가깝다. 그렇기 때문에 손발이 잘리면 살아갈 수 있지만 배를 가르면 죽는다.

몸은 생명력이 쇠퇴해지면 몸통을 지키기 위해서 손발을 잘라 버리려고 한다. 그것이 경견완 증후군(頸肩腕症候群)이다. 약해진 식물에서 새싹이 돋아나지 않는 것과 같다.

경견완 증후군의 치료는 몸통의 생명력을 증가시키는 것이 첫째이다. 음식물·호흡·스트레스·자세, 그 어느 것이나 다 중요하지만 안타깝게도 하루 아침에 개선할 수는 없다. 특히 호흡과 자세는 경견완의 통증이나 마비와 직접 관계가 있다.

중년기 이후가 되면 평소 상당한 시간을 할애하여 자세나 호흡을 조정하는 문화가 필요하다.

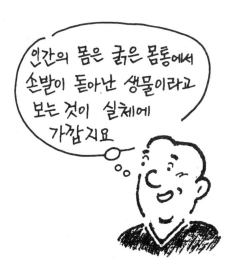

쥐엄쥐엄

아기는 주먹을 쥐고 태어나서는 약 1개월 동안 손바닥에 손가락을 갖다 대면 꼭 잡는다. 이 '쥐엄쥐엄'을 파악 반사라고 부른다. 이것은 유인원류나 인간의 아기에게 본래부터 갖추어져 있는 반사이며, 자기의 뜻으로 쥐는 것은 아니다. 특별히 엄마의 호의에 응하려고 하는 것이 아니므로 '아기도 좋아하고 있구나!'라고 생각하는 것은 부모의 착각이다. 그러나 애정은 착각의 축적이기 때문에 착각도 많이 길러 갈 만하다 할 것이다.

영장목에 갖추어져 있는 이 파악 반사 덕분에 아기는 태어난 날부터 엄마에게 달라붙어 젖을 빨 수 있다. 이 반사를 기본으로 하여 아기는 조금씩 어려운 동작을 익힌다. 가위바위보에서는 바위 다음에 보를 할 수 있게 된다. 가위는 가장 어렵기 때문에 여간해서는 하지 못한다. 어느 정도 성장하기까지는 숟가락도 주먹으로 쥔다.

그러다가 오랜 세월이 흘러 아기가 노인이 되고 뇌출혈 등으로 손발이 마비되는 때가 오면 대부분의 사람은 쥐엄쥐엄 주먹을 쥐는 손으로 되돌아간다.

'쥐엄쥐엄'이 사람의 손의 기본이라 하지만, "관리의 자식은 쥐엄쥐엄을 잘 익혀라."라는 말처럼 나중에 커서 뇌물을 덥석덥석 받거나 한번 쥐면 내놓기 싫어하는 것은 아무래도 좋지 않다.

쥐엄쥐엄을 파악반사라고
부르며, 이것은 아기에게
본래부터 갖추어져 있는
반사이다

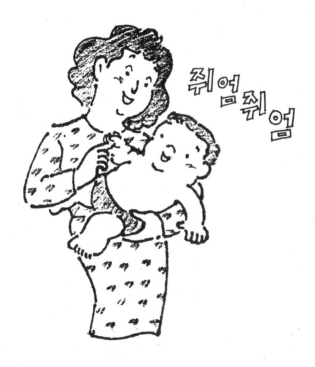

노화의 이정표

50세 전후의 견비통

50세 전후에 발생하는 견비통은 하나의 노화 현상이다. 아픈 곳은 어깨이지만 어깨만이 특별하게 노화하는 것은 아니다. 골격계 전체가 노화하여 움직임이 나빠진다. 어깨가 아프기 때문에 어깨를 의식하여 자각하지만, 비구관절(고관절)도 골반도 등골뼈

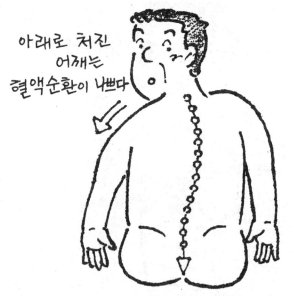

아래로 처진
어깨는
혈액순환이 나쁘다

골반을 조정하여 허리의 뒤틀림을 고치면
처져 있던 어깨가 올라가서 혈액순환이 좋아진다
혈액순환이 좋아지면 50세 전후의 견비통도 낫는다

도 모든 움직임이 나빠져 굳어 있다. 아프지 않은 곳은 단지 알아차리지 못할 뿐이다.

몸은 나날이 노화하여 딱딱해져서 죽을 준비를 하고 있다. 생기가 넘치고 유연했던 아기가 뻣뻣한 노인이 되어 죽어 간다. 그누구도 하는 수 없는 일이다.

좌우의 어깨를 비교해서 처져 있는 쪽이 견비통이 되기 쉽다. 여성들은 70~80%가 오른쪽이다. 의학적으로 바른 치료는 골격전체의 뒤틀림을 바로잡아 골반이나 등골뼈를 조정하여 얕게 치우친 호흡을 개선한 다음, 어깨의 국소 치료를 하는 것이다. 골반을 조정하여 허리의 치우침을 없게 하면 처져 있던 어깨가 올라가서 혈액 순환이 좋아진다. 혈액 순환이 좋아지면 견비통도 저절로 나아 간다.

허리를 조정하면 확실하고 빨리 낫는다. 초로기 이후의 건강을 유지하기 위해서도 50세 전후의 견비통을 계기로 몸 전체의 노화와 골격이 뒤틀린 것을 자각하여 이에 알맞는 기술을 몸에 익혀야 한다.

재주 있는 새끼손가락

'발은 엄지발가락, 손은 새끼손가락'이라는 말을 아시는지······.
사람이 몸을 움직여 무엇을 할 때 발은 엄지발가락, 손은 새끼손
가락에 의지가 깃들여 있지 않으면 만듦새도 좋지 않거니와 움직
임도 아름답지 않다는 말이다.

음식을 만들 때 새끼손가락으로 부엌칼의 자루를 단단히 쥐고
엄지손가락이나 집게손가락은 거들기만 할 뿐이다. 움직임의 주
도권은 어디까지나 새끼손가락이다. 새끼손가락이 적극적으로 일
을 하고 있을 때 몸은 리드미컬하게 움직인다. 쇠망치를 사용할

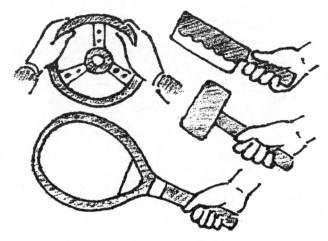

움직임의 주도권은 새끼손가락이

때도 마찬가지이다. 테니스나 배드민턴의 라켓, 검도의 죽도, 자동차 핸들도 모두 같다. 붓을 잡을 때는 새끼손가락으로 꽉 쥐며 겨드랑이를 죄고 어깨의 힘을 **빼고** 쓴다. 이렇게 하면 서투른 솜씨라도 조금은 낫게 쓸 수가 있다.

　겨드랑이가 허술한 씨름 선수는 별로 강하지 못하다. 새끼손가락에 힘이 없기 때문이다. 목공이나 미장이, 외과 의사 등 손을 사용하여 세밀한 일을 하는 사람들 모두가 새끼손가락이 붙은 죽지(수성구)를 혹사시키며 일한다. 따라서 수성구와 새끼손가락에 활기가 없고 빈약한 사람은 솜씨가 2급품이다. 새끼손가락과 수성구가 곧 피로해져서 일이 조잡해지기 때문이다. 이것은 본인의 각오나 책임감으로도 어찌할 수는 없는 일이다.

키펀처병

컴퓨터의 데이터 입력 등 장시간 키를 두들겨서 일어나는 견비통, 팔의 마비, 손가락의 관절통 등을 총칭하여 그런 병명이 붙여졌다. 결정적인 치료 방법이 없으므로 좀더 원시적인 직업으로 바꾸거나 수입이 줄어들 것을 각오하고 일의 양을 줄이는 일밖에는 없다.

오퍼레이터는 먼저 자기가 앉는 의자부터 바꾸어야 한다. 앉았을 때 발뒤꿈치가 바닥에 편안히 닿아야 한다. 일반적으로 앉는 면이 너무 높다. 앉는 면을 앞으로 4도 정도 기울게 한다. 이렇게 해야 넓적다리 이면을 압박하지 않기 때문이다. 의자의 네 다리 중 뒷다리 2개를 주간지 등을 끼워 넣어 2cm 올리면 된다.

허리와 등이 동그랗게 구부러지지 않도록 주의하고, 엉덩이를 되도록 뒤로 내밀어 요추가 앞으로 휜 채 굽은 자세를 취한다. 새끼손가락에 신경이 가도록 하여 겨드랑이를 죈다. 이렇게 하면 허리 맨 아래가 자세의 초점이 되므로, 상체와 어깨의 힘이 빠져 몸이 유연하게 움직인다. 앉는 면에 닿아 있는 항문 좌우의 좌골에 체중이 똑같이 실려 있도록 주의한다. 다소 굳은 자세이지만 이런 자세가 가장 피로가 덜 오는 자세이다.

일하는 시간만큼 급료를 받으면서 바른 자세를 몸에 익히도록 하자.

키펀처의 바른자세

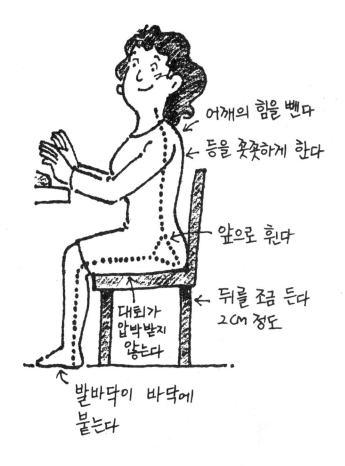

현명한 양손잡이

차는 양손을 사용하여 마시면 한결 맛이 있다는 것을 혹시 아시는지……. 왼손으로 찻잔 밑을 받치고 손바닥이나 다섯 손가락으로 찻잔의 촉감이나 온기, 곡선의 매끄러움 등을 확인하면서 차를 마신다. 차만이 아니라 찻잔도 동시에 맛보는 것이다.

이것은 다도에서는 당연한 것이지만, 외형을 갖추는 일에 정신을 빼앗겨 중요한 차의 맛을 잊어버리기 쉽다. 또한 차맛에 정신을 빼앗겨 자기 몸과 정신을 맛보는 것을 잊어버리게도 된다. 같

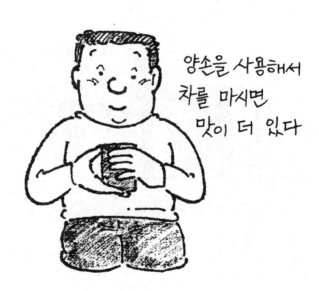

양손을 사용해서
차를 마시면
맛이 더 있다

은 차라 해도 양손을 사용하여 마시면 몸과 마음 구석구석까지 고루 미친다.

이 불가사의는 최근에 와서 대뇌생리학이 풀어 주었다. 왼손을 감각 기구로 사용하면 대뇌 우반구와 오른쪽 뇌 반구가 사용되어 뇌 전체가 보다 고도로 뇌력을 발휘한다. 오른쪽 뇌 반구는 사람의 얼굴을 구별하거나 음악을 들어 분별하거나 하는 직감적 능력이 높다. 따라서 왼손을 단순히 오른손의 보조로 사용할 것이 아니라, 감각 기관으로 사용하는 편이 적절하다.

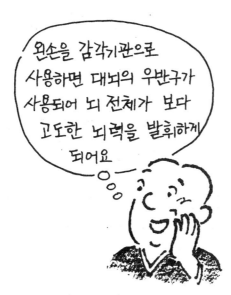

재주가 여러 가지면 가난하다지만

현대의 일이란, 계기와의 눈싸움이 계속되는 원자력 발전소의 기술자에서부터 전자 오락에 이르기까지 몸은 움직이지 않고 신경을 갉아먹는 일들 뿐이다.

시대가 효율과 스피드를 요구하고 있기 때문에 모든 일이 어떤 수단이 되어 버렸다. 국민학교는 중학교의, 중학교는 고등학교의, 고등학교는 대학교의, 대학교는 직업의, 직업은 생활의 수단일까? 그리고 생활은 노후의, 노후는 죽음의 수단일까?

사람이 사는 보람은, 사람이 가지고 있는 전신의 기관이 그 능력을 충분히 발휘하고 있을 때 느껴진다는 것을 알아야 한다. 발을 사용하여 걷는 것은 목적지에 도달하기 위한 수단이라서가 아니다. 발이 움직인다는 것, 그것 자체가 즐겁고 재미있는 것이다. 손을 사용하는 작업은 손을 사용하고 있는 시간에만 사는 보람을 선사하고 있다.

이를테면 김밥을 먹으려면 자기 손으로 만들어 먹는 것이 아무래도 손이나 뇌나 인생의 양식이 된다. 배불리 먹은 김밥을 위가 열심히 소화시키고 있을 때 행복을 느끼는 것처럼, 손이나 발이나 피부나 성기나 뇌가 그 기능을 작용시키고 있는 모습 자체가 사는 보람이어야 한다. 시간을 들여 맛없는 김밥을 말고, 서투른 솜씨로 옷을 만들고, 겨우 서 있는 집을 만든다.

재주가 여러 가지면 한 가지 일에 집중하지 못하고 이것저것을 하다 결국 한 가지도 성공하지 못해 가난할 수도 있겠지만, 무엇을 만드는 동안만큼은 당신에게 인생을 안겨 줄 것이다.

눌러서 건강해지는

발 요법

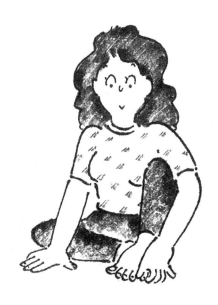

장기와 연관성이 있는 발 그림

안 쪽

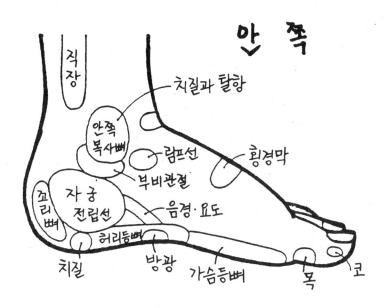

직장

치질과 탈항

안쪽
복사뼈

림프선

횡경막

부비관절

자궁
전립선

꼬리뼈

음경·요도

허리등뼈

치질

방광

가슴등뼈

목

코

바깥쪽

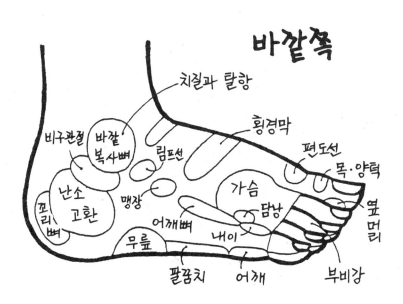

치질과 탈항

횡경막

비구관절

바깥
복사뼈

림프선

편도선

목·양턱

난소
고환

맹장

가슴

담낭

옆머리

꼬리뼈

어깨뼈

내이

무릎

팔꿈치

어깨

부비강

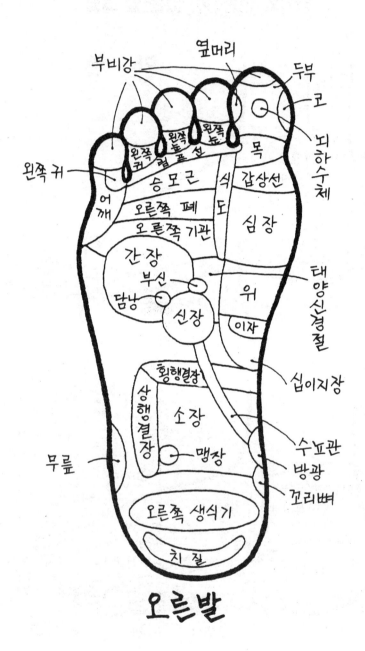

부비강
옆머리
두부
코
뇌하수체
왼쪽 귀
왼쪽 귀
왼쪽 림프선
왼쪽 눈
목
갑상선
어깨
승모근
식도
심장
오른쪽 폐
오른쪽 기관
간장
부신
담낭
신장
위
이자
태양신경절
횡행결장
상행결장
소장
십이지장
맹장
수뇨관
방광
꼬리뼈
무릎
오른쪽 생식기
치질

오른발

두부
옆머리
부비강
코
뇌하수체
목
감상선
승모근
오른쪽눈
오른쪽눈
림프선
오른쪽귀
오른쪽귀 (편도선)
식도
왼쪽 폐
왼쪽 기관
어깨
심장
심장
태양신경절
위
부신
이자
신장
비장
십이지장
횡행결장
수뇨관
방광
소장
하행결장
꼬리뼈
무릎
항문
직장
왼쪽 생식기
치질

왼 발

◉ 치료를 시작하기 전에

발의 요법은 누구나 할 수 있는 간단한 건강법이다.

피하·근육·힘줄에 쌓인 피로 덩어리를 풀어서 혈액 순환을 원활하게 하여 몸 밖으로 내보낸다. 치료를 하고 나면 몸 전체가 가뿐해지는 것을 느낄 수 있을 것이다.

이 건강법은 먼저 발바닥 전체를 주물러 푼 다음, 좋지 않은 부위를 집중적으로 치료함으로써 효과가 나타난다. 좋지 않은 부위만 치료하면 그 부위에 쌓여 있던 피로의 덩어리가 다른 부위로 옮겨 버리는 바람에 지금까지는 건강했던 곳에 병이 생기게 된다.

부분 치료에만 구애되지 말고, 반드시 다음과 같은 순서로 전체를 치료하도록 하자.

먼저 발바닥에 위치한 신장·수뇨관(요관)*·방광·부신* 부위를 천천히, 그리고 꼼꼼히 주물러서 푼다. 이곳은 배설 기능을 조절하는 데 중요하므로, 양발을 모으고 7~10분 가량 치료한다.

다음에는 장기와 연관성이 있는 발 그림을 보면서 발 전체를 주물러 풀어 준다. 이때, 아프거나 위화감이 드는 곳이 있으면 현재 병이 있거나, 아니면 나빠져 가고 있는 부위이므로 그곳을 중심으로 해서 치료해 간다.

전체를 주물러 풀어서 안 좋은 부위의 치료가 끝나면 한 번 더 신장·수뇨관·방광·부신 부위를 주무르고 치료를 끝낸다.

처음에는 그다지 강하지 않게 자극하고, 치료에 익숙해지는 데 따라서 조금씩 자극을 강하게 해나간다.

불쾌한 증상을 가시게 하자

두 통
원인을 모르는 만성 두통

욱신욱신 아프거나 멍멍하거나 무겁다.

이와 같이 두통에는 아픔의 정도도 광범위하여, 원인도 모르게 머리가 무거운 것으로부터 구토를 동반하는 중증인 것까지 있으며, 통증의 부위나 지속 시간도 여러 가지이다. 정신적인 것이 원인 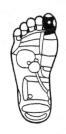 이거나 여러 가지 병의 전조이기도 하는데, 두통은 독립된 병이 아니라 여러 가지 병으로 일어나는 하나의 증세이다.

귀찮은 것은 3년이고 5년이고 증상이 계속되는 만성 두통이다. 만성 두통에는 '근수축성 두통*'과 '혈관성 두통'이 있다. 또한 두통에는 내장의 피로와 중심을 잃은 사실이 감추어져 있다.

두통에 잘 듣는 곳은 발바닥의 두부(頭部)* · 옆머리(측두) · 목 등이다.

고혈압 등에서 오는 편두통은 옆머리를 꼼꼼히 주물러 풀도록 한다. 동시에 새끼발가락을 돌리면 더욱 효과가 있다.

머리가 개운하지 않다, 사고력이 둔하다, 집중력이 없어진다고 하는 증상일 때에는 발바닥의 방광 · 수뇨관 · 신장 · 부신 등을 꼼꼼히 주물러 푼다. 콜라병으로 이 부위를 가볍게 두들기는 것도 좋다.

정신적인 스트레스에서 오는 경우에는 먼저 고민거리를 해결토록 한다. 동시에 두부를 중심으로 목과 옆머리를 주물러 푼다.

그 밖의 치료법으로는, 엄지발가락 끝을 엄지손가락과 집게손가락으로 좌우에서 집듯이 하여 강하게 누른다. 그리고 잠시 후에 한 번 뗐다 다시 집는 동작을 되풀이한다.

편두통에는 아픈 쪽 손과 발에 100원짜리와 10원짜리 주화로 치료한다. 손목의 바깥 부분에 위치한 외관(外關)* 경혈에 100원짜리 주화를 테이프로 붙인다. 다음에는 발의 경혈에 10원짜리 주화를 테이프로 붙인다.

빠른 걸음으로 산책을 하거나 한쪽 다리로 서 있는 것도 효과가 있다. 하기가 어려운 방법으로 오래 서 있는 훈련을 한다.

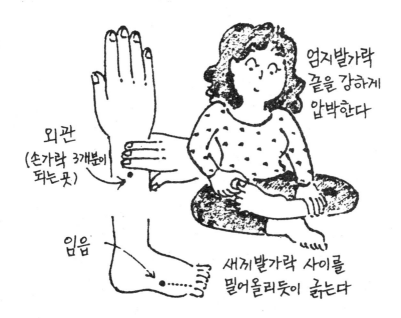

엄지발가락 끝을 강하게 압박한다

외관
(손가락 3개분이 되는곳)

임읍

새끼발가락 사이를 밀어올리듯이 긁는다

변 비

1일 1회 이상의 배변이 없으면 변비

변비는 만병의 근원이라고도 한다. 그까짓 변비쯤이야라고 생각했다가는 큰일이 날 수도 있다.

변비는 이완성과 경련성으로 크게 분류된다. 이완성 변비는 장의 운동이 약해져서 먹은 것이 언제까지나 장에 머물러 있어 일어나는 것이다. 경련성 변비는 스트레스 등으로 장이 과민해져서 대장이 경련을 일으키기 때문에 변통이 없어지는 상태를 말한다.

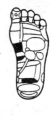

많은 여성들이 변비로 고생하는 까닭은, 용변이 마려워도 흔히 참는 습관이 몸에 배어 변이 직장에 도달해도 배변 반사가 일어나지 않기 때문이다. 변이 마려우면 참을 것이 아니라 규칙적으로 배변하는 습관을 붙이도록 한다.

변비에 잘 듣는 곳은 발바닥의 위장·십이지장과 왼쪽 발바닥의 S상 결장, 발목 복사뼈 위쪽에 있는 직장이다.

직장은 특히 변비에 즉효가 있는 곳이다. 엄지손가락 바닥으로 아래서 위로 주물러 풀도록 한다. S상 결장이 길기 때문에 이완성 변비를 일으키는 사람은 특히 S상 결장을 꼼꼼히 자극하도록 한다.

또한, 상자 속에 작고 둥근 돌을 넣고 밟는 돌밟기도 변비 치료에 효과가 있다. 일반적으로 변비가 있는 사람은 수분이 부족한 경향이 있으므로, 요법을 마친 다음에는 2컵 정도의 미지근한 물에 레몬즙을 짜 넣어 마시면 효과적이다.

그 밖에, 엎드린 자세에서 발뒤꿈치로 좌우 번갈아 꼬리뼈(미골)를 친다거나, 아침에 화장실에 갈 때 엄지손가락과 집게손가락 사이에 있는 합곡* 경혈을 주물러 푸는 방법이 있다.

화장실에 들어가면 중심을 발뒤꿈치에 두고 구부리고 앉아 자연스럽게 변의를 기다린다. 무리하게 힘을 주어서는 안 된다.

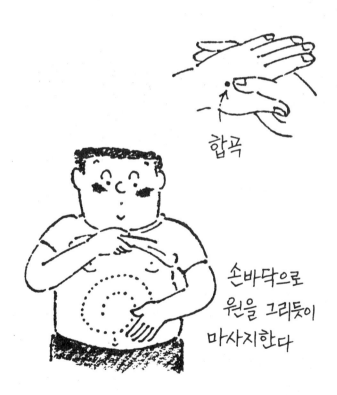

합곡

손바닥으로
원을 그리듯이
마사지한다

설 사

남성에게 많은 설사는 스트레스가 주범

설사의 원인은 장의 운동이 과민해져서 장에서 수분을 흡수할 능력이 저하되어 있다는 것을 들 수 있다.

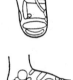

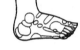

만성 위염·급성 위염·장염·전염병 등, 원인이 확실한 설사는 의사에게 치료를 받도록 한다.

기타의 만성적인 설사나 스트레스, 불규칙한 생활에서 오는 신경성 설사 등은 다음과 같은 요법으로 치료한다.

설사에 잘 듣는 곳은 태양신경절*이다.

설사를 하는 사람은 그곳을 누르면 강한 통증을 느낄 것이다. 다소 아플 정도여야만 효과가 있으므로, 참고 강하게 눌러 치료하도록 한다.

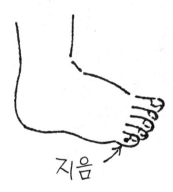

지음

또, 위장의 컨디션을 조절하기 위해서 위와 십이지장 부분을 주물러 푼다.

통증이 강한 태양신경절 부위는 처음에는 너무 오랫동안 하지 말고 약 2분 정도로 그치며, 서서히 시간을 늘려 간다.

새끼발가락 옆에 있는 지음(至陰) 경혈도 설사에 효과가 있다.
다소 강하게 주물러 준다. 또, 엄지손가락이 붙은 죽지에도 효과
가 있는 경혈이 있으므로 그곳도 잘 주물러 준다.

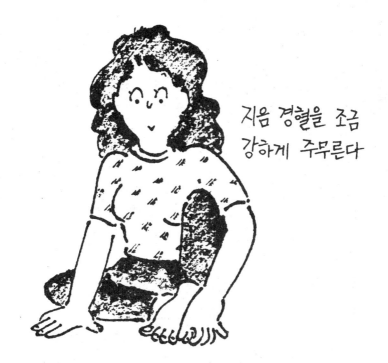

지음 경혈을 조금
강하게 주무른다

어깨가 뻐근하다

동양인에게 더 많은 증상

의사에게 보일 정도는 아니라 해도, 매일 고통스러워하는 증상 중의 하나로 어깨가 뻐근하게 아픈 증상을 들 수 있다. 방치해 두면 무거운 병이 될 우려가 있으므로 어깨가 뻐근한 증상을 느끼게 되면 되도록 빨리 고치도록 하자.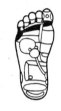

원인은 여러 가지가 있지만 불균형한 자세나 고혈압·빈혈·노인성 견관절* 주위염, 그리고 안경이 눈에 맞지 않을 때 일어나기도 한다.

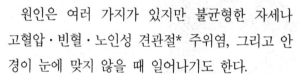

어깨가 쑤시는 데 잘 듣는 곳은 발바닥에 있는 목·어깨·승모근과 발등에 있는 어깨뼈(견갑골)이다.

엄지손가락의 안쪽 면으로 강하게 누르거나 손등 쪽 집게손가락의 두번째 마디를 그 자리와 직각이 되게 세워 강하게 주물러 푼다. 발바닥 전체를 주물러 풀면 보다 빨리 효과가 나타난다.

그리고 새끼발가락을 주물러 풀거나 빙빙 돌리거나 또는 판자 밟기도 효과가 있으므로 병행해서 하도록 한다.

그 밖에 다음과 같은 전신 운동을 같이 하면 보다 효과가 있다. 먼저 반듯이 드러누워 양손을 뒤로 탁 하고 내던진다. 이 동작을 30회 되풀이한다. 다음에는 그대로 양뒤꿈치를 의자 위에 얹고 궁둥이를 들었다 털썩 바닥에 떨어뜨린다(3회 정도). 무릎이

90도가 될 정도로 궁둥이를 의자에 접근시키는 것이 효과적이다.

또, 뒷목의 죽지와 어깨 끝이 맞닿은 선 한가운데에 있는 어깨에 팬 곳의 경혈을 자극한다.

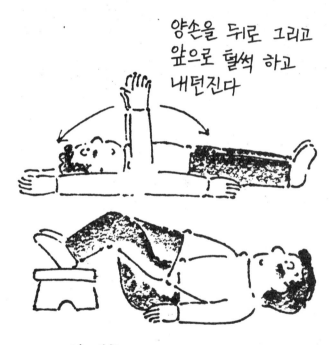

양손을 뒤로 그리고 앞으로 털썩 하고 내던진다

양 발꿈치를 의자 위에 얹고 엉덩이를 들었다 털썩 바닥으로 떨어뜨린다

목이 뻐근하다

심하면 구역질이나 치통까지

어깨가 뻐근한 것도 그렇지만, 목이 뻐근한 것은 우리들 인간이 두 발로 서서 걸을 때부터 생기게 된 숙명이라고 할 수 있다. 근육의 과도한 긴장이나 원활하지 못한 혈액 순환이 원인이 되어 일어나는 증상이지만, 이것도 방치해 두면 목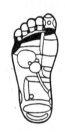이나 어깨나 팔이 아프거나 심할 때는 구역질까지 하게 된다. 또 불면증을 초래하게 되므로 조심해야 한다.

목이 뻗치거나 하는 사람은 간장 계통이 약한 사람에게 많으므로 조심해야 한다.

목이 뻐근한 데 잘 듣는 곳은 발바닥에 있는 목·어깨·승모근이다. 손가락 바닥이나 관절을 사용하여 꼼꼼히 주물러 풀도록 한다. 특별히 심하게 뻐근한 사람은 내장이 병들어 있을 가능성이 많다. 방광·수뇨관·신장·부신 등 기본적인 곳을 조심스럽게 자극해 본다.

목을 돌리는 대신에 발목을 빙빙 돌려 보자. 이것도 효과가 있다. 그리고 뜨거운 물수건을 발목에 대거나, 시중에서 팔고 있는 겨잣가루와 밀가루를 섞어 끓는 물에 녹여 찜질을 하는 것도 효과가 있다.

목을 주물러서 풀어 부드럽게 하면 목이 뻐근하게 아픈 증상만이 아니라, 한쪽으로 비스듬히 기운 상태가 치료되기도 한다.

　뜨겁게 찐 수건을 목 주위에 대고 그 위에다 다시 마른 수건을 얹는다. 수건이 식으면 다시 뜨겁게 해서 댄다. 이것을 3분 동안 계속한다.

　몸을 꼿꼿하게 세우고 가슴으로 숨을 들이쉬면서 양어깨를 한껏 올린다. 그리고 얼마 후에 어깨를 탁 아래로 떨어뜨리며 힘을 뺀다. 이것을 4~5회 계속한다.

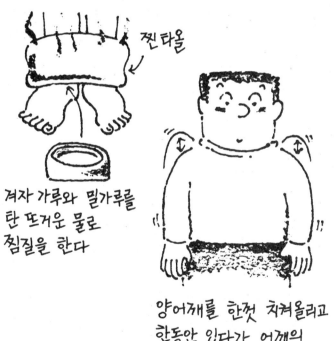

찐 타올

겨자 가루와 밀가루를
탄 뜨거운 물로
찜질을 한다

양어깨를 한껏 치켜올리고
한동안 있다가 어깨의
힘을 뺀다

냉 병

냉병이 있으면 혈액 순환 장애

여성의 고민 중에서도 특히 많은 것이 냉병(냉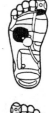
증)이다. 허리·손·발 등 부분적으로 차가워지는
증상이 대부분이다. 원인은 빈혈·자율신경 실조
증*·운동 부족·불완전 호흡·편식 등이다. 또
몸 전체가 차가운 사람은 갑상선이나 부신 기능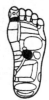
이 저하되어 있는 일도 있다. 여성의 경우, 냉병
이 있으면 임신이 어려울 수도 있으므로 단단히
치료를 해야 한다.

냉병에 잘 듣는 곳은 발바닥의 갑상선·부신·심장·신장·간
장·방광·목 부분이다.

신장은 노폐물을 배출시키는 역할을 하고 있으므로 냉병 치료
에 있어 중요한 곳이다. 정성들여 주물러 풀자. 냉병은 혈액 순환
이 잘 안 되어 생기는 병의 일종이므로 발바닥 전체를 주물러 풀
어야 하는 것도 중요하다. 발목을 돌리거나 콜라병으로 전체를
두들긴다.

또한, 녹말질을 과다하게 섭취하는 경우도 많기 때문에 백미를
현미로 바꾸는 등 식사 요법도 병행해서 하자. 그리고 운동 부족
을 해소하기 위해서는 물구나무서기도 효과적이며, 조용히 하는
명상은 혈액 순환을 좋게 하여 정신을 안정시킨다.

물구나무서기가 힘들면, 벽에 발을 대고 손발을 심장보다 높게 들어 10분 이상 드러누워 있는다. 심장병이 있는 사람은 가슴에 통증이 오는 것에 주의해야 한다.

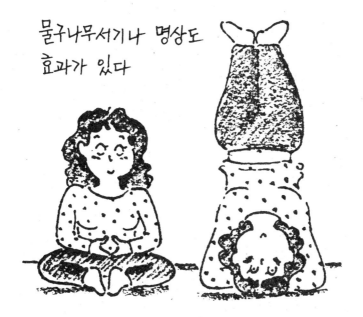

물구나무서기나 명상도 효과가 있다

신 경 통

냉방이나 피로에서 일어나는 신경통

처음 얼마 동안은 발작적인 통증이 지나가는데, 그것이 진행되면 내내 아프게 되는 신경통이다. 그중에서도 여성의 좌골 신경통*은 냉병이 되기도 하고 생리통도 심해진다. 이와 같은 상태에서 임신을 할 경우, 태어나는 아기는 미숙아나 허약 체질이 되기가 쉬우며, 산모는 난산으로 고통을 받을 수도 있다.

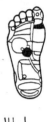

비타민 B_1이나 C가 부족한 사람에게 일어나기 쉬우며, 변비증이 있는 사람에게 많다. 이것을 한방에서는 수독(水毒)이라고 하는데 수분의 대사 이상이 감추어져 있다.

신경통에 잘 듣는 곳은 발바닥의 부신·척추·슬관절*·가슴등뼈(흉추)·신장·갑상선 등이다.

가슴등뼈는 민감한 곳이기 때문에 조금 약하게, 갑상선은 조금 강하게 주물러 푼다. 그리고 신장 부분은 조금 오래 자극한다.

좌골 신경통에는 부신·척추·슬관절 부분이 효과가 있다. 통증의 정도에 따라서 장시간 자극을 한다. 안면 신경통에는 엄지손가락의 안쪽에 있는 삼차 신경이 효과가 있으므로 그곳을 꼼꼼히 주물러 푼다.

그 밖에, 오랫동안 좌욕을 하는 방법이 있다. 배꼽까지 탕에 잠겨서 어깨에서 땀이 흐르기 시작할 때까지 몸을 따뜻하게 한다.
목욕 후에는 레몬 등으로 비타민 C를 보급한다.

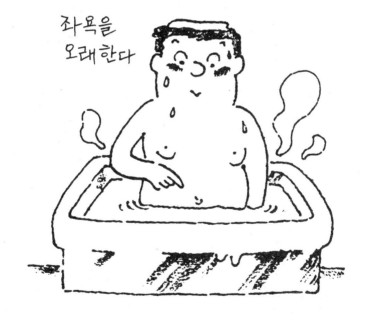

좌욕을
오래한다

만성 요통

아침에 일어날 때나 일어설 때 아픈 만성 요통

아침에 일어날 때나 밤중에 화장실에 갈 때 허리의 불쾌감으로 자리에서 벌떡 일어나지 못한다. 돌발성 요통처럼 격심한 통증은 아니지만 이것 또한 여간 고통스럽지 않다.

요통은 뼈나 근육의 이상이 원인인 것과 내장 질환에 의한 것, 그리고 감기나 생리통·냉병 등으로 일어나는 것이 있다. 그러나 대부분의 경우는 척추를 지탱하고 있는 근육의 쇠퇴나 다리의 균형이 잡히지 않는 노화가 원인이므로, 그곳을 단련하는 동시에 다음과 같이 치료를 한다.

요통에 잘 듣는 곳은 발바닥의 신장과 방광·수뇨관, 그리고 꼬리뼈이다. 신장·방광·수뇨관 부분은 엄지손가락으로 다소 오래 자극을 한다. 꼬리뼈는 막대 등을 사용하여 강하게 자극한다.

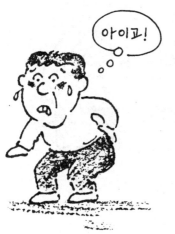

아이고!

오른발(왼발)의 바깥쪽 복사뼈 아래 1cm 되는 곳에 있는 신맥(申脈) 경혈에 100원짜리 주화를 테이프로 붙이고, 왼손(오른손) 새끼손가락 바깥쪽, 다시 말해서 감정선 손금 끝에 있는 후계(後谿) 경혈에 10원짜리 주화를 테이프로 붙인다.

뒷걸음질을 하거나 옆걸음질을 한다. 또 크게 팔을 흔들며 쿵쿵 제자리걸음을 한다. 아랫도리가 차가워지지 않도록 하는 것도 중요하다.

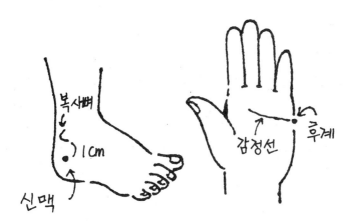

현기, 일어설 때 나는 현기

그 자체는 병이 아니지만

머리가 가뿐해져서 공중으로 둥실 떠오르는 듯
하거나 의식이 스르르 사라지는 듯하거나 천장이
나 바닥이 빙글빙글 돌아가는 듯한 느낌 등 현기
증상은 여러 가지이다.

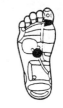

원인은 고혈압·저혈압·동맥 경화·안정의 피
로·내이* 질환·갱년기 장애·메니에르 증후군,
그리고 신경증 등으로 일어난다. 현기 자체는 병
이 아니지만, 쓰러졌을 때의 부상이 위험하므로
즉시 쭈그리고 앉도록 한다.

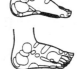

현기증에 잘 듣는 곳은 발등의 네번째 발가락과 새끼발가락 사
이에 있는 내이, 발바닥의 엄지발가락이 붙은 죽지의 목, 발바닥
장심에 있는 신장, 그리고 엄지발가락 쪽 측면에 있는 척추(흉추)
이다.

현기증은 허리가 뒤틀리거나 내이와 깊은 관계가 있다. 또 귀
와 신장과 목 부분은 세 사람이 하나가 되어 치료하는 일이 많으
며, 멀미에도 잘 듣는다.

현기증이 서 있지 못할 정도로 심할 때는 친지나 가까운 사람
에게 치료를 받도록 한다. 그때 척추(흉추) 부분은 조금 짧게 자
극을 해주도록 한다.

그 밖에 몇 가지가 있다. 네번째 발가락과 다섯번째 발가락 사이에 있는 협계(俠谿) 경혈을 강하게 주물러 푼다.

엄지발가락의 발톱이 난 곳에서 6mm 위로 올라간 곳인 제2대돈(大敦) 경혈을 지압한다.

한방약을 이용할 때는 신계(腎系)를 강하게 하는 진무탕(眞武湯)이나 영계출감탕(笒桂朮甘湯)이 좋다.

허리 상부에 충격을 주어 흉식 호흡을 하도록 힘쓴다.

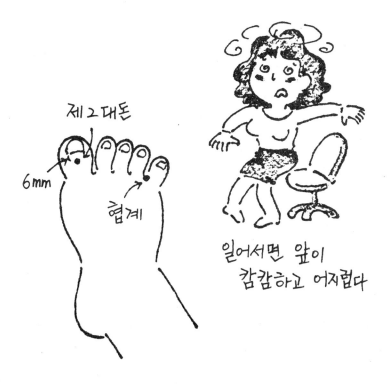

제2대돈

6mm

협계

일어서면 앞이
캄캄하고 어지럽다

눈의 피로
눈의 피로는 전신 피로로 이어져

눈이 흐릿해진다, 눈이 부시다, 눈이 따갑다, 물체가 둘로 보인다, 눈 안 깊숙한 곳이 아프다, 눈물이 난다, 시력이 쇠퇴해졌다는 등 눈의 피로에 따른 고통은 끊이지 않는다. 뿐만 아니라, 두통이나 현기, 어깨가 쑤시고 위가 트릿하여 거북하다거나 메스꺼운 증상을 일으키는 것이 눈의 피로이다.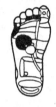

원인은 물론 눈을 지나치게 사용하는 데 있지 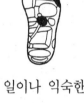 만, 심리적인 피로도 크게 영향을 준다. 재미있는 일이나 익숙한 일에 열중하고 있을 때는 눈의 피로를 별로 느끼지 않는다. 반대로 관심이 적은 일을 하고 있을 때는 몹시 피곤을 느낀다.

눈이 피곤하면 눈과 직결되어 있는 뇌도 피곤해져서 교감 신경·부교감 신경의 균형이 무너져 여러 가지 전신 증상을 일으키게 된다. 약간 피로를 느끼는 단계에서 다음과 같은 치료를 하도록 힘쓰자.

눈의 피로에 잘 듣는 곳은 발바닥의 눈과 신장, 오른쪽 발바닥에 있는 간장, 그리고 어깨이다.

눈의 건강은 내장의 영향을 받기 쉬우므로 신장이나 간장 부분을 주무르면 효과가 있다. 또 눈이 피곤하면 어깨가 뻐근해지므로 어깨 부분도 잘 주무르도록 한다. 손가락 바닥이나 관절의 모서리를 이용하여 하는데, 특히 눈 부분은 손가락 관절 모서리를 사용하여 가운뎃손가락에서 약손가락으로, 그리고 약손가락에서 새끼손가락으로 힘을 주어 압박한다.

그리고 엄지발가락과 두번째 발가락 사이에 위치한 행간(行間) 경혈은 눈의 통증만이 아니라, 눈까풀이 아래로 처지는 것에도 효과가 있다. 그곳에다 담뱃불을 가까이 대었다 떼었다 하는 담뱃불뜸을 10회 한다.

집게손가락과 가운뎃손가락을 주물러 푸는 것도 효과가 있다.

귓불을 아래로 강하게 잡아당겼다 놓았다 하는 동작을 양쪽 귀에 20회씩 아침 저녁으로 한다.

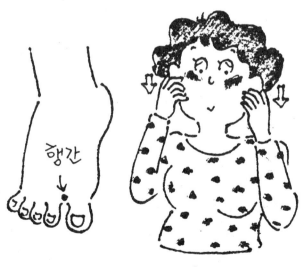

행간

귓불을 강하게
아래로 잡아당긴다

치 통

밤중에 아프면 속수무책

아무리 이가 아파도 치과의사가 왕진을 하는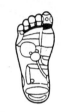
일은 없다. 치통은 생명에 관계 되는 병이 아니
기 때문이다. 그래서 야간 진료를 해주는 의사도
없거니와, 응급병원에서도 치과의사가 숙직을 하
는 일은 없다.

밤중에 갑자기 이가 아프기 시작해서 난처할
때는 다음과 같은 요법으로 통증을 가라앉힌다.
그렇지만 통증이 가라앉았다 해서 방치하지 말고, 나쁜 이는 일
찌감치 병원에 가서 치료를 받도록 하자.

치통에 잘 듣는 곳은 엄지발가락의 발등 쪽에 있는 양턱과 발
바닥의 목과 림프선(임파선)이다. 이곳을 누르거나 상하로 주무르
거나 원 모양으로 주물러서 치료한다. 림프선은 염증을 일으키는
세균에 대한 저항력을 키우는 데 중요한 역할을 하는 곳이므로
다소 강하게 자극한다.

엄지손가락과 집게손가락 사이에 있는 합곡 경혈을 이쑤시개
끝으로 15초 가량 강하게 누른다. 이것을 5회 되풀이한다. 귀의
뒤를 아래쪽으로 강하게 눌러 아픈 부위를 지압하는 것도 치통에
효과가 있다.

윗니가 아플 때는 치통이 있는 쪽의 영향(迎香 : 콧방울 옆을

누르면 아픈 곳) 경혈을 누른다. 아랫니가 아플 경우는 치통이 있
는 쪽의 양지(陽地 : 손을 꼿꼿이 폈을 때 손등 쪽 손목의 움푹
팬 부분) 경혈을 지압한다.

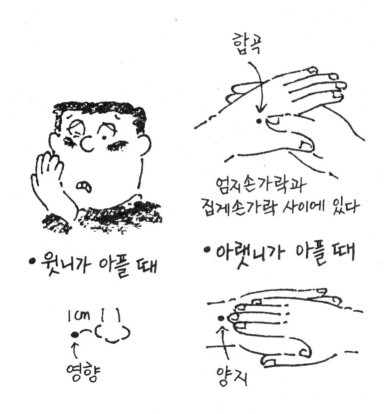

합곡

엄지손가락과
집게손가락 사이에 있다

• 윗니가 아플 때

• 아랫니가 아플 때

1cm

영향

양지

가슴앓이 · 트림

통증 · 악취가 따르면 요주의

가슴앓이는 주로 위산 과다나 위로 들어간 것들이 식도로 역류되어 오는 식도의 이상 운동으로 인해 위 안의 압력이 높아지는 등의 원인으로 일어난다. 몸이 냉해져서 일어나는 경우도 있다.

가슴앓이나 트림 증상이 있을 때 무서운 것은 위 · 십이지장궤양이나 암이 원인일 때이다. 증상이 만성적으로 지속되거나 통증이나 악취를 수반하고 트림이 나올 때는 일단 의사에게 보이도록 한다.

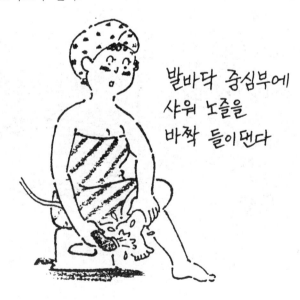

발바닥 중심부에
샤워 노즐을
바짝 들이댄다

가슴앓이나 트림에는 발바닥 중심부에 있는 위·신장·태양신경절 등이 효과가 있으므로 이 부위를 주로 자극한다. 엄지손가락 바닥이나 막대 등을 사용하여 주물러 풀듯이 누른다. 둥근 자갈 밟기도 효과적이다.

목 부분도 잘 듣는다. "위장 병은 목에서 고쳐라."라는 말이 있다. 위산 분비가 왕성한 사람은 목이 구부정한 경우가 많기 때문에 목을 교정하면 가슴앓이가 낫는 일이 있다. 목 부분을 정성들여 주물러 풀도록 한다.

발가락의 중심인 가운뎃발가락을 주물러 풀면 가슴앓이 증상의 하나인 명치 근처의 불쾌감을 가시게 할 수 있다.

그 밖에, 발바닥 중심부에 샤워 노즐을 바짝 들이대고 물줄기를 끼얹으면 가슴앓이 증상을 부드럽게 할 수 있다. 이 방법은 미국 여성들이 즐겨 하고 있는 방법이다.

이 명

고질이라고 방치하면 악화

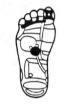

이명은 찌르르찌르르 머릿속 한구석에서 벌레가 울고 있는 듯한 것이나, 끼잉 하는 금속성, 윙윙 태풍이 불어대는 듯한 느낌, 또 밤에 잠들기 전이면 희미하게 들려 오는 소리 등 여러 가지가 있다.

원인은 청각신경계 장애이지만, 병원에 다녀도 낫지 않는 완고한 것이 많아서 현대 의학으로도 애를 먹고 있으며, 자칫 잘못하면 일생 동안 따라다니게 된다.

귀가 붙은 죽지를
집게손가락으로 때린다

이러한 이명에는 동양의학인 한방이나 침이 보다 효과가 있는 것으로 생각한다. 다음과 같은 치료를 해보자.

이명에 잘 듣는 곳은 발바닥의 귀·두부·림프선·신장·내이이다. 완전한 치료가 되려면 얼마쯤 시간이 걸리므로 참을성 있게 치료를 계속하자.

새끼손가락과 새끼발가락을 꼼꼼히 주물러 푸는 것이 효과가 있다. 신장 부분을 자극할 때는 방광·수뇨관 부분도 함께 주무르자. 특히 엄지발가락을 주물러 풀면 이명이 사라진다.

그리고 손으로 귀를 덮고 귀가 붙은 죽지를 집게손가락으로 친다. 이때 날카로운 금속음이 따르는데 이것은 이명에 효험이 있을 뿐만 아니라, 머리의 노화 방지나 신장 계통의 장애에도 효과가 있다.

코막힘

산소 부족으로 두뇌 회전 저조

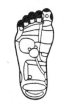

원래 호흡은 코로 하는 것이므로 코가 막히게 되면 산소 부족이 되기 마련이다. 코막힘이 있는 학생이 공부를 해도 능력이 오르지 않는다거나 집중력이 없고 잘 잊어버리는 것도 이러한 이유 때문이다.

원인으로는 축농증·비용(鼻茸)*·만성 비염· 비후성 비염·급성 비염(코감기)·알레르기성 비염·어린이의 아데노이드* 등이 있다. 또 수면 부족으로 머리가 무겁거나 해도 코가 막히게 된다.

이것은 신장 기능이 약해서 배뇨가 충분히 되지 않고 있는 것이 그 근저에 있다. 여간해서는 낫기 어려운 병이지만 다음과 같

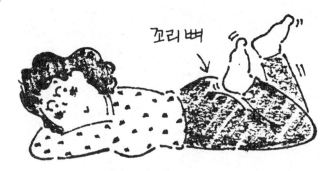

꼬리뼈

좌우의 발로 번갈아 꼬리뼈를 친다

은 요법을 끈기 있게 계속하자.

코막힘에 잘 듣는 곳은 발가락에 있는 코와 부비강과 갑상선이다. 특히 엄지발가락과 두번째 발가락을 꼼꼼히 주물러 풀도록 한다.

콧방울 옆의 영향, 머리 위에 있는 상성(上星) 경혈을 눌러 보고 더욱 압통이 강한 쪽을 이쑤시개 끝으로 조금 아플 정도로 누른다. 1회 50초 동안 5회 되풀이한다.

코막힘은 새우등이나 몸이 꼬이는 것으로도 일어난다. 울퉁불퉁한 산길을 되도록 많이 걸어서 올바른 자세로 교정한다.

엎드려서 좌우의 발로 번갈아 꼬리뼈를 친다. 궁둥이를 두들기는 것도 효과가 좋다. 이 동작을 2~3분 계속한다.

코 피
고혈압 환자는 즉시 의사에게

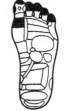

코피의 대부분은 비중격 전부(前部)에서 일어 난다. 그곳은 모세혈관이 많은 데도 점막이 얇고 그 아래가 바로 연골이기 때문에 어줍잖은 외부 의 힘에 터지기 쉽다.

코피가 나면 머리를 반듯이 위로 해야 한다고 생각하는 사람이 많지만 그것은 오히려 위험하다. 피가 비강 안 으로 흘러 들어가서 목구멍에서 응고하여 호흡 곤란을 일으킬 수 있기 때문이다. 또 피를 삼키게 되어 기분이 나빠지므로 머리를 꼿꼿이 세운 채 콧구멍에 화장지나 탈지면을 채워 넣고 얼마 동 안 그대로 둔다.

이와 같이 해도 코피가 멎지 않을 때에는 다음과 같이 치료를 한다.

코피에 잘 듣는 곳은 발바닥의 코·갑상선·부비강 부분이다. 심장 쪽을 향해 부드럽게 5~10분 가량 자극한다.

발목의 아킬레스건이 있는 곳의 뒤꿈치 위 5cm 되는 곳의 점 을 수도로 2~3회 강하게 치면 코피가 곧 멎는다. 좌우 어느 쪽 발이거나 상관 없다.

두부의 울혈*이 원인이므로 어깨와 목의 뻐근한 것을 풀어 주 도록 한다.

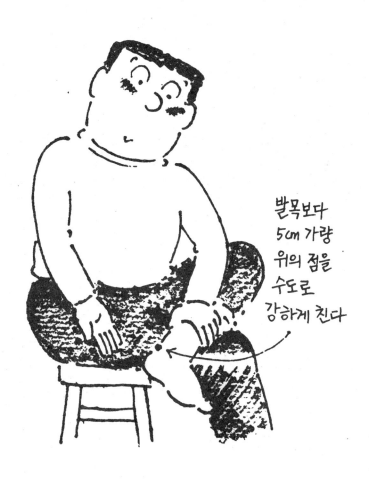

발목보다
5cm 가량
위의 점을
수도로
강하게 친다

멀 미

평형 감각이 무너지면 멀미

차나 배를 타면 곧 이마나 겨드랑이에 땀이 나고 위에 들어 있던 것을 토해 버리는 일이 있다. 원인의 대부분은 내이에 있다. 내이의 평형 감각에 이상이 생겨 자율신경 중추가 흥분하기 때문에 일어나는 증상이 멀미이다.

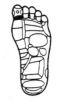

멀미에 잘 듣는 곳은 발바닥의 목과 발등에 있는 내이 부위이다. 특히 어린이들은 차나 배를 타기 30분 전에 이 부위를 손가락 모서리를 사용하여 부드럽게 자극해 준다.

두번째 발가락의 발톱이 나는 곳에서 3mm 되는 점이 제2여태 경혈이다. 구토나 메스꺼운 것을 멎게 하는 경혈이므로 그곳을 지압하는 것도 효과가 있다.

차나 배를 타기 전에 과식하면 멀미를 하며, 지나치게 공복이어도 역시 멀미를 한다. 기름기가 있는 것을 삼가고 2~3시간 전에 식사를 마치도록 한다.

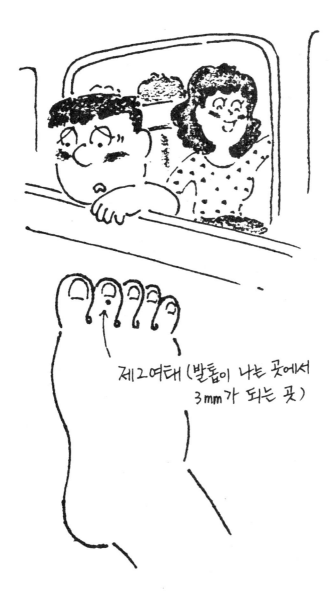

제2여태(발톱이 나는 곳에서
3mm가 되는 곳)

불면증

불면증은 일종의 문명병

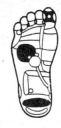

만성적으로 잠을 못 자는 불면증은 스트레스 등으로 일어나는 문명병의 일종이다. 노이로제 · 자율신경 실조증 · 분열병 등 신경증적인 것이 원인이 되어 대뇌가 이상 흥분하여 수면 장애를 가져온다.

그러나 아무리 중증인 불면증이라도 전혀 잠을 자지 않고 있는 것은 아니다. 본인이 알아차리지 못할 뿐 수회에 나누어서 짧은 수면을 하고 있다. 또 잠을 자지 않으면서도 꿈을 꾸고 있는 경우도 많다.

다음과 같은 요법을 하면 불면증이나 신경증이 고쳐진다.

불면증에 잘 듣는 곳은 발바닥의 두부 · 간장 · 생식기 등의 부위이다.

두부는, 엄지손가락을 다른 쪽 손가락 세 개로 받치고 손가락 모서리나 막대로 상하로 문지른다.

간장은 손가락 두 개의 모서리를 사용하여 꼼꼼하게 주물러 풀어 준다.

생식기는 표피가 두꺼워서 자극하기 어려우므로 콜라병을 사용하여 좌우 각각 300회 가량 가볍게 두들긴다. 이때 신장 부위도 함께 두들긴다. 강하게 두들기면 소변의 양이 갑자기 불어나게 되는 경우도 있으므로 가볍게 두들기는 것이 요령이다.

그 밖에, 발 전체에서 무릎까지 주물러서 풀어 하지의 혈액 순환을 좋게 하면 곧 잠이 오게 된다.

머리 꼭대기의 백회(百會) 경혈을 톡톡 치는 것도 효과가 있다.

뒷목이 붙은 부위의 움푹한 곳, 천주(天柱) 경혈도 자율신경을 안정시키는 경혈이다. 그곳을 주물러 부드럽게 한다.

그리고 야식을 하지 않는다.

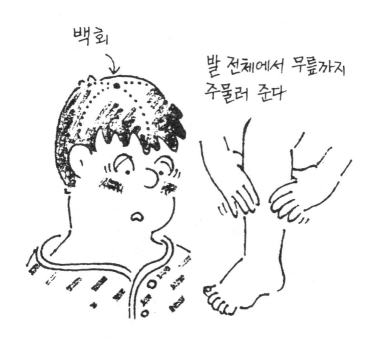

백회

발 전체에서 무릎까지 주물러 준다

비 만

원인이야 어떻든 칼로리 오버

지나치게 살이 찐 여성이나 남성은 결혼 상대로 경원시된다. 미국에서는 자기 관리를 못 하는 사람이 비만이 된다고 하여 승진에도 영향을 받는다.

젊은 여성이 비만하면 아기를 가지기 어려우며, 감정의 기복이 심하거나 추위를 많이 탄다. 중년인 사람은 심장병이나 당뇨병·고혈압 등과 같은 성인병에 걸리기 쉽다.

비만의 원인은 많이 먹기 때문이 아니라 칼로리를 과다 섭취한

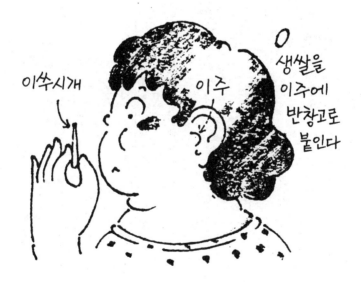

것에 있다. 다음과 같은 치료로 몸의 여분의 지방을 없애고 날씬한 몸을 만들도록 하자.

비만에 잘 듣는 곳은 발바닥의 갑상선·식도·비장 부위이다. 비장을 주무를 때는 집게손가락이나 가운뎃손가락 어느 한쪽에 힘을 집중시켜 주무른다. 치료 후 마무리로 양발목을 돌린다. 발가락 사이에 손가락을 끼고 다른 한쪽 손으로 발목을 잡고 50회 정도 빙빙 돌린다.

그 밖의 치료법으로는, 먼저 귓구멍 입구에 위치한 마치 담벽처럼 튀어나온 곳, 이주(耳珠) 경혈을 이쑤시개로 누른다. 아픈 곳이 경혈이다. 그러고 나서 이주 경혈에 반창고로 생쌀을 붙여 둔다.

목욕할 때 한 잔 분량의 소금을 손바닥에 펴서, 지방이 가장 많은 곳을 1분간 소금으로 문지르듯이 대고 비빈다.

말라깽이
신경질·배타적인 사람에게 많은 모습

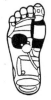

특별한 병도 없는데 아무리 해도 살이 찌지 않는 사람이 있다. 이것 또한 본인에게는 심각한 고민이 아닐 수 없다.

그리고 젊은 여성에게 많은 것은 살찌는 것에 대해 죄악감을 가져 신경성 식욕 부진에 빠지는 케이스이다. 이런 상태를 그대로 방치해 두면 음식을 전혀 받아들이지 않는 거식증이 되거나, 반대로 식욕을 관장하는 신경이 파괴되어 먹기 시

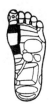

작하면 절제를 못 하는 다식증이 되므로, 야위는 것도 어느 정도가 되어야 한다. 밀로의 비너스에게 옷을 입히면 꽤 뚱뚱하다고 한다.

아무리 해도 살이 찌지 않는다는 사람은 다음과 같은 치료를 해보자.

지나치게 야윈 사람에게 잘 듣는 곳은 발바닥의 갑상선·식도·위·장·간장 부분이다. 갑상선은 살이 찌거나 야위는 데 영향을 준다. 갑상선과 식도는 집게손가락의 모서리를 사용하여 자극한다. 지나치게 야윈 사람들은 위하수*도 많을 것이다. 위를 튼튼하게 하여 영양 흡수가 잘되게 하자.

지나치게 야윈 사람은 배꼽뜸질을 하면 식욕이 생기고 위와 장

의 운동이 활발해진다. 배꼽에 거즈나 얇은 종이를 대고 그 위로 배꼽의 팬 곳에 소금을 넣어 평평하게 채운다. 그 소금 위에 쌀 알 크기의 뜸쑥을 놓고 뜸을 뜬다. 기분이 좋을 만큼 배꼽이 뜨거워지면 뜸쑥이 탄 재를 제거한다. 그리고 소금이 식기 전에 반창고를 붙이고 봉한다. 봉한 뚜껑은 1~2시간 후 소금이 식으면 제거한다.

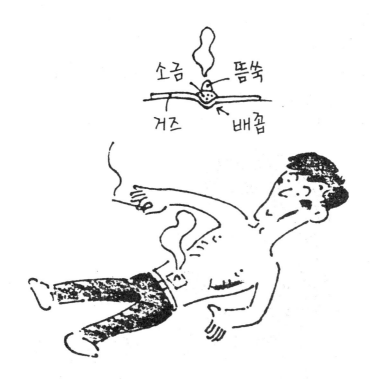

거친 피부

몸 속부터 아름답게

안색이 나쁘고 살갗이 꺼칠꺼칠하고 얼굴에는
여드름 같은 것이 잔뜩 돋아 있다. 거친 피부는
여성의 적일 뿐만 아니라, 위장 상태나 피로 등
을 나타내는 척도이기도 하므로 몸 속에서부터
고치도록 하자.

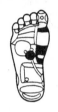

불규칙한 생활이나 식사·음주·밤샘·짙은 화
장 등 피부가 거칠어지는 원인은 많다. 사랑을
하면 피부가 아름다워진다. 섭생을 하여 내장도 마음속도 아름답

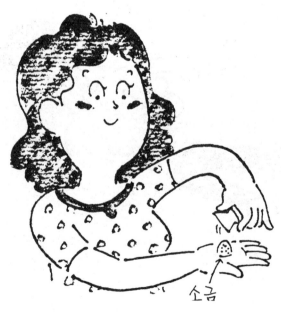

소금

게 하자.

거친 피부에 잘 듣는 곳은 발바닥의 갑상선·위·십이지장·직장, 그리고 신장 부위이다.

신장은 호르몬 분비를 왕성하게 한다. 내장의 상태를 조절하는데 위·십이지장·직장은 중요한 부위이다. 특별히 정성들여 자극하자. 신장을 주물러 부드럽게 하면 배뇨가 왕성해져서 노폐물을 체외로 배출시키기 때문에 정화된다.

한 잔 가량의 소금을 손바닥에 놓고 물을 5~6방울 떨어뜨린다. 그 소금을 양손바닥에 놓아 얼굴·팔·배·발에 대고 문질러 비빈다. 침투압 작용으로 지방이 배어나서 피부를 윤기 있게 만든다.

식사의 균형을 고려하여 염분을 줄이고 야채를 많이 섭취한다.

탈 모 증

스트레스가 쌓이면 젊어서 대머리

정상적인 사람은 하루에 머리카락이 50개 정도 빠지는데, 이것은 생리 현상이므로 걱정할 필요가 없다. 병적인 것은 원형 탈모증이나 젊은 대머리이다. 탈모증은 정신적인 긴장에 의한 스트레스가 주된 원인이다. 평소 지나치게 사물을 깊이 생각하지 않는 것이 좋다.

탈모증에 잘 듣는 곳은 발바닥의 갑상선·신장·고환·두부·부신 부위이다.

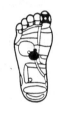

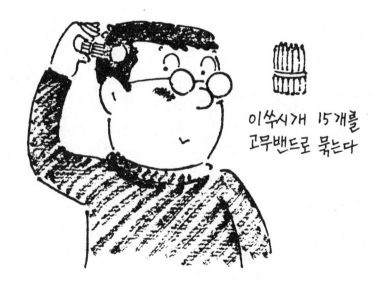

이쑤시개 15개를 고무밴드로 묶는다

신장과 부신은 전체를 자극할 때에 하는 곳이므로 조금 오랫동안 자극한다. 고환은 손가락 모서리나 엄지손가락의 바닥으로 좌우를 문지른다. 두부는 손가락 모서리나 막대를 이용해서 상하로 문지른다.

그 밖에, 이쑤시개 15개 가량을 끝을 가지런히 하여 고무 밴드로 묶는다. 그것으로 벗겨진 부분마다 각 5~6회씩 골고루 가볍게 찌른다. 치료는 하루 건너 한다.

다시마·미역·톳 등에 많이 함유되어 있는 요오드는 털을 나게 하는 효과가 있다. 될 수 있으면 끼니마다 먹도록 한다.

두부의 울혈을 제거하기 위해 아랫도리 강화에 힘쓴다.

고 혈 압

고혈압은 뇌졸중을 부른다

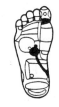

WHO(세계보건기구)에서는 연령이나 성별에 관계 없이 최고 혈압이 160mmHg 이상이거나 최저 혈압이 95mmHg 이상의 경우를 '고혈압'으로 정하고 있다. 최고 혈압 139mmHg, 최저 혈압 89mmHg 이하면 정상 혈압이다.

고혈압이기 때문에 반드시 뇌졸중이 온다거나 정상 혈압이기 때문에 문제가 없다는 것은 아니지만, 고혈압이 위험하다는 것은 확실하다.

고혈압에는, 신장 질환이나 호르몬·혈관 이상 등의 원인으로 일어나는 '속발성 고혈압'과, 원인을 알 수 없는 '본태성(本態性) 고혈압'이 있다. 일반적으로 많은 것은 본태성 고혈압이다.

고혈압인 사람은, 다음과 같이 치료하면 치료하고 나서의 혈압이 20~30mmHg 가량 내려가므로 상쾌한 기분을 느낄 수 있을 것이다.

고혈압에 잘 듣는 곳은 발바닥의 신장·부신·수뇨관·방광·목·편도선 부위이다.

목 부분은, 치료하는 발을 다른 쪽 무릎 위에 얹어 발가락을 고정시킨 다음 막대를 이용해 좌우로 문지른다. 편도선은 손가락 모서리로 좌우로 문질러 준다. 방광·수뇨관·신장·부신은 처음

에는 조금 오래 치료하도록 한다. 다시 발 전체에서 무릎까지 주
물러 풀도록 한다. 최소한 3주간을 계속하면 확실하게 효과가 나
타난다.

발바닥 쪽 엄지발가락이 붙은 죽지 중앙의 경혈에 담뱃불을 가
까이 대었다 떼었다 하는 담배뜸을 10회씩 계속한다. 약 1년 동
안 계속하면 혈압이 내려가서 안정된다.

갑자기 혈압이 내려갔을 때는 다음과 같은 치료를 하면 곧바로
효과를 볼 수 있다. 결후 양쪽 경동맥의 강하게 맥동하는 부분을
엄지손가락과 가운뎃손가락으로 가볍게 누르고 1분간에 60회 가
량 가볍게 눌렀다 느슨하게 했다 한다. 이것을 2분간 계속한다.

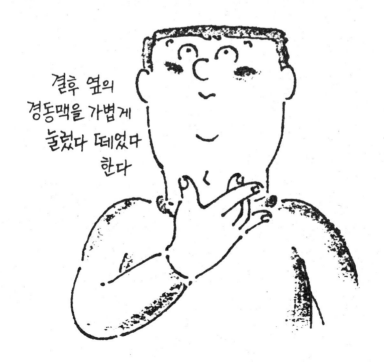

결후 옆의
경동맥을 가볍게
눌렀다 떼었다
한다

저 혈 압
여성에게 많으며 금방 피곤을 느낀다

최고 혈압이 **90mmHg** 이하인 경우를 저혈압
이라고 한다. 고혈압의 경우와는 달리 생명의 위
험으로 이어지는 일은 적지만, 피로감·나른함·
두통·어깨결림 등 불쾌한 증상이 따른다.

저혈압인 사람은 안색이 맑지 않으며, 일반적
으로 생활 태도가 나쁘다는 특징이 있다. 생명에
는 별다른 이상이 없는 것이 저혈압이지만, 활동
적인 생활을 보내기 위해서는 반드시 고쳐야 한다.

저혈압에 잘 듣는 곳은 발바닥의 신장·수뇨관·방광·내이이
다. 특히 현기증이 있는 사람은 내이 부위를 손가락 모서리를 사
용하여 위아래로 문지른다. 방광·수뇨관·신장은 전체를 주무를
때 조금 오래 자극한다.

아침 잠자리에서 일어나기 전에 이불 속에서 전신을 뻗는 운동
을 하면 잠에서 깨어나는 것이 쾌적해진다. 팔을 앞으로 뻗어 고
양이가 기지개를 켜는 듯한 포즈로 허리를 구부렸다 폈다 한다.

위장을 강하게 하기 위해 복근을 강화한다.

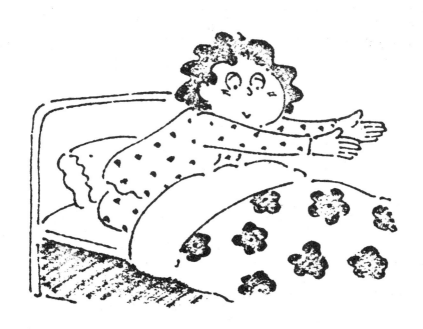

아침 잠자리에서 일어나기 전에
전신을 뻗는 운동을 한다

자율신경 실조증
꼭 짚어 나쁜 데가 없는 데도

미열이 계속되고 머리가 아프며 현기증이나 구토·설사·성적 불능증 등 갖가지 증상이 나타나는데 감기와 비슷하며, 이상을 찾아내지 못한다. 이와 같은 증상의 대부분은 자율신경 실조증이다.

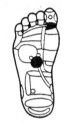

자율신경에는 교감신경과 부교감신경이 있어서 서로 균형을 취하면서 작용하고 있다. 이 긴장도가 평형을 잃으면 자율신경 실조증이 되어 갖가지 몸의 부조화가 나타난다. 정신적 스트레스 등으로 생기는 일이 많다.

특별한 치료는 필요하지 않지만, 이것저것 꼬치꼬치 생각하며 고민하지 않는 것이 가장 좋은 요법이다. 또 무엇에 열중하거나 사랑을 하면 증상이 사라지는 일도 있다.

자율신경 실조증에 잘 듣는 곳은 발바닥의 목과 신장 부분이다. 그 밖에도 효과가 있는 곳을 들자면 한이 없으므로 증상에 맞추어서 치료를 한다.

신장은 전체를 치료할 때 주무르는 부분이므로 특히 오래 주무르도록 하자. 목은 정신을 안정시키는 데 잘 듣는 곳이다. 상당히 강하게 주물러 풀면 효과가 있다. 특히 엄지발가락 전체를 주물러 풀면 효과가 있다.

발 안쪽의 공손(公孫) 경혈은 신경을 안정시키는 데 잘 듣는다.

이쑤시개 끝으로 갸볍게 누른다.

눈을 감은 채 일직선으로 조금 빠르게 뒷걸음질을 쳐서 걷는 것도 효과적이다. 한번 시험해 보자. 골격이 정돈된다.

식사는 채식을 중심으로 하고, 차만 타는 습관을 바꾸어 되도록 걷는 등 운동 부족이 되지 않도록 한다. 주부의 경우, 부엌을 드나든다거나 계단 오르내리기도 상당한 운동량이 되므로 귀찮게 여기지 말고 부지런히 움직이도록 한다.

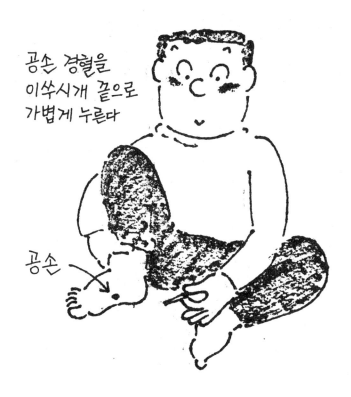

공손 경혈을
이쑤시개 끝으로
가볍게 누른다

공손

숙취 · 악취
즐겁게 알맞은 양을 마셔야만 약주

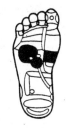

쾌적하게 마시고 있는 술도 일단 적당량을 넘으면 나중에는 위를 뒤집는 듯한 구토와 설사, 진땀이 난다. 숙취가 된 아침은 탈수 증상이 나타나서 목이 마르고 머리가 지끈거리며 온몸의 힘이 빠져나간 것 같아 과음을 후회하게 된다.

그러면 '오늘부터 무슨 일이 있어도 술을 끊을 테다.' 하고 단단히 맹세를 하겠지만, 저녁때가 되면 자연히 나아지게 되므로 언제 맹세를 했느냐는 듯이 또 술집으로 발걸음을 옮기게 된다.

가장 좋은 방법은 어쨌든 숙취가 되도록 술을 마시지 않아야 하지만, 어쩌다 그만 과음을 해버린 아침에는 다음과 같은 요법으로 조금이라도 증상을 가볍게 하자.

숙취에 잘 듣는 곳은 발바닥의 간장·위·신장 부위이다. 간장이 강한 사람은 숙취도 하지 않으므로 이곳을 충분히 자극하여 술에 강해지도록 하자. 또 소화를 돕기 위해 위 부위도 자극한다.

연회가 있는 전날 밤에 이 세 부위를 미리 자극해 두면 숙취가 되지 않는다.

숙취일 때는 되도록 물을 많이 마셔서 알코올의 혈중 농도를 내려 배뇨를 촉진시켜 알코올 성분을 배설해 버린다. 물에 레몬즙을 타서 마시면 보다 효과적이다.

아침 목욕이나 사우나도 효과가 있다. 체내에서 발산하는 알코올 냄새를 없애 주어 기분을 상쾌하게 한다. 머리로부터 조금 뜨거운 물을 뒤집어쓴다.

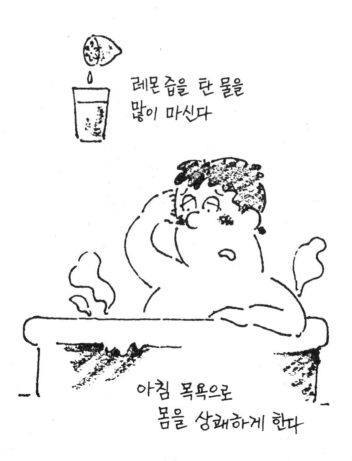

레몬 즙을 탄 물을
많이 마신다

아침 목욕으로
몸을 상쾌하게 한다

피로 회복
피로를 느끼는 것이 건강하다는 증거

육체적·정신적 피로, 어느 경우이거나 '피곤하다'고 느끼면 휴식이나 수면, 영양 보급 등으로 피로를 회복해 두면 문제는 없다.

피로를 느끼지 못해 이것을 쌓아 두면 정신적으로나 육체적으로 저항력이 약해져서 더욱 쉬 피로해지고, 따라서 성인병과 같은 큰 병을 일으키게 된다.

다음과 같은 치료로 일찌감치 피로를 회복하여 활기찬 삶을 보내자.

피로 회복에 잘 듣는 곳은 발바닥의 간장과 신장·갑상선·목 부위이다. 눈의 피로나 의욕 상실 등은 간장과 신장의 피로에서 온다. 또 정신적인 스트레스를 풀기 위해서는 갑상선과 목 부위도 꼼꼼하게 주물러 풀어 준다.

엄지손가락 죽지를 주무르면 마음이 가라앉아 피로가 풀린다.

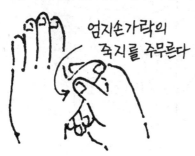

엄지손가락의 죽지를 주무른다

반듯이 누워 손과 발을 자연스럽게 벌리고 눈을 감고 입을 딱 벌린다. 다음에는 전신 근육의 힘을 뺀다. 그리고 아무런 생각도 하지 않고 철저하게 휴식한다.

사무실에서 간단하게 할 수 있는 인스턴트 피로 회복법은 화장실 등에서 한껏 몸을 뻗거나 비트는 운동을 하는 것이다. 또 심호흡을 하면 머리에 신선한 산소가 공급되어 상쾌해진다.

깨·김·톳·미역·검정콩 등의 식품을 섭취한다. 또 백미보다 현미가 피로에 이기는 몸을 만든다.

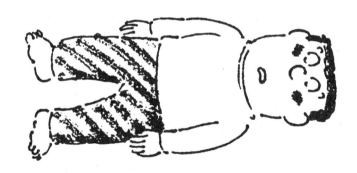

반듯이 누워 전신의 근육에서
힘을 뺀다

걱정되는 병을 고치자

감 기

잘 고치면 백약의 우두머리

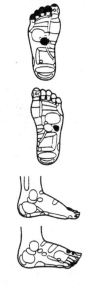

처음에는 코감기나 목감기로 시작되는 감기가 발열·두통·요통·관절통·설사·구토 등의 증상이 수반되어 자리에 눕게 되기도 한다.

이 감기의 정체가 실은 현대 의학에서 완전하게 해명되어 있지 않다. 일반적으로는 추위나 피로, 기후 변화에 의한 자극, 또는 바이러스나 세균의 감염에 의한 것이라고 한다.

감기는 만병의 근원이라 말하고 있으나, 충분히 휴식을 취하여 조기에 고칠 수 있으면 반대로 온갖 병을 예방하는 것과 이어져 '감기는 백약(百藥)의 우두머리'가 된다.

감기에 잘 듣는 곳은 발바닥의 목·편도선·신장·코·부비강 부위이다.

신장의 상태가 나쁘면 감기가 들기 쉬우므로 신장 부위를 정성 들여 주물러 푼다. 목구멍이 아프면 목과 편도선 부위가 효과적이며, 콧물이 흐르거나 코가 막히는 데는 부비강과 코 부위가 효과적이다.

그 밖에, 목구멍이 붓거나 아픈 데는 밀가루와 고춧가루를 섞어 반죽한 것을 무릎 아래에 위치한 족삼리(足三里) 경혈에 찜질하면 잘 듣는다. 2~3시간 동안 찜질을 한다.

　세숫대야에 뜨거운 물을 가득 담고 3순가락 가량의 고춧가루를 탄다. 그 물에 발목을 담갔다 꺼냈다 하며 취한(발한)*을 촉진시키면 증상이 가벼워진다.

　거울을 보면서 목을 좌우로 구부리는 동작을 하면 감기 예방이 된다. 이때 머리는 좌우 어깨에, 그리고 턱은 가슴에, 후두부는 등에 붙게 구부린다.

　또 매일 1컵의 물을 보통 입에 대는 쪽의 반대쪽에 입을 대고 마시는 연습을 한다. 목을 한껏 숙이지 않으면 물을 마실 수가 없다.

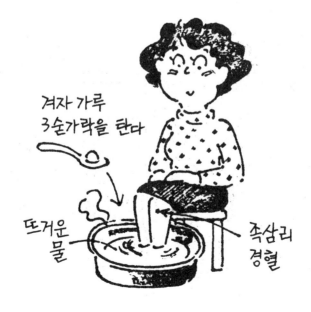

겨자 가루
3순가락을 탄다

뜨거운
물

족삼리
경혈

천 식
어린이에서 노인까지 걸친 병

'쌕쌕, 휘익휘익' 하는 소리가 따르며 호흡 곤란을 일으키는 천식은 몹시 고통스러운 발작이다. 일반적으로 천식이라고 하면 기관지 천식을 말하는데, 공기가 폐로 드나드는 것을 방해받아 호흡이 곤란해지는 것이다. 먼지나 꽃가루·포자·동물의 털이나 식품 알레르기 등으로 일어나는 외인성 천식과 감기나 한랭으로 일어나는 내인성인 것이 있다.

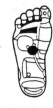

발작이 일어나는 때는 야간이나 진료를 쉬는 휴일이나 주말이 많은데, 지나치게 걱정을 하면 도리어 빈번히 일어난다. 몸을 따뜻하게 하여 안정하고 다음과 같은 요법을 한다.

천식에 잘 듣는 곳은 발바닥의 폐·기관지·목구멍·갑상선·가슴 부위이다. 치료는 즉효성이 없으므로 최저 1개월간 끈기 있게 계속하는 것이 요점이다.

기관지는 엄지손가락과 집게손가락 사이의 작은 부분이지만 포착하기 쉬운 부분이므로 손가락 모서리로 위아래로 문지른다.

폐는 우폐와 좌폐 양쪽을 손가락 모서리로 좌우로 문지른다.

부갑상선은 약해지면 칼슘 대사에 이상을 일으켜서 기관지 경련을 일으킨다.

폐와 기관지 부분은 보통으로 걸으면 자극을 받는 부분이다. 그러나 항상 끝이 뾰족한 신발을 신고 있으면 이 부분은 자극이 되지 않는다. 천식 발작이 있는 사람은 되도록 끝이 뾰족한 신발은 신지 않도록 하자.

목구멍의 좌우 경동맥의 가장 맥동이 강한 부위에 이쑤시개 끝을 가볍게 대고 1분 가량 누르면 발작이 가벼워진다.

한방약도 잘 듣는다. 한의사와 상의하여 각자 체질에 맞는 약을 처방해 받는다.

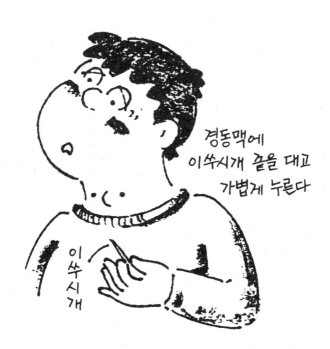

경동맥에
이쑤시개 끝을 대고
가볍게 누른다

이쑤시개

편도선염

경시하면 일주일이나 고열에 시달려

어릴 적에 누구나 한두 번쯤 경험을 한, 음식
물을 삼키지 못할 만큼 목이 아픈 것이 바로 편
도선염이다. 원인은 과로나 감기, 기후의 변화 등
에 의한 세균 감염이다.

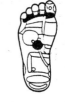

가벼운 염증이면 열이 곧 가시지만 그대로 두
면 고열에 시달리는 일도 있으므로, 어린이에게
흔히 생기는 병이라 해서 우습게 보지 말고 일찌

감치 치료를 하자. 또 어린이에게 편도선염이 발생했을 경우, 악
화하면 신장병 등을 일으키는 일도 있으므로 주의해야 한다.

편도선염에 잘 듣는 곳은 발바닥의 귀·목·신장·림프선 부위
이다.

귀 부분은 집게손가락과 가운뎃손가락의 모서리를 사용하여 바
깥쪽으로 향해 문지른다. 목은 손가락 모서리로 문지른다. 신장계
가 약해지면 염증을 일으키기 쉽다. 신장 부위를 엄지손가락으로
꼼꼼하게 주물러 풀자. 림프선은 주무르기 어려우므로 막대를 사
용하여 비빈다. 너무 강하지 않게 천천히 자극하자.

목구멍이 부은 쪽 반대쪽의 발을 뜨거운 소금물에 담그는 것도
효과가 있다.

자주 편도선염을 일으키는 경우에는 흔히 적출 수술을 하는데,

편도선을 제거하면 세균에 감염되기 쉬우므로 수술은 되도록 하지 않는 편이 좋다.

일주일 전부터 과로나 기름기가 많은 음식물을 지나치게 먹을 경우에도 일어난다. 자주 편도선염을 되풀이하는 사람은 생활 상태를 반성해 본다.

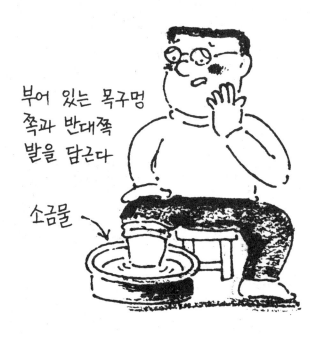

가성 근시

일찌감치 치료하면 낫는 것이 가성 근시

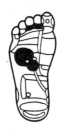

공부를 너무 해서 그런지, 아니면 텔레비전을 지나치게 보아서 그런지, 아무튼 지금까지 잘 보였는데 갑자기 시력이 나빠지면 가성 근시라고 생각해도 된다. 또 수험 공부나 가정 문제로 고민하는 등 스트레스나 피로를 오랫동안 방치해 두어도 가성 근시가 된다.

근시는 낫지 않는다고 생각하기 쉽지만, 가성 근시의 단계라면 치료하면 거의 대부분이 낫는다. 단념하지 말고 즉시 다음과 같

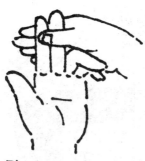

집게손가락과 가운뎃손가락 전체를 잘 주무른다

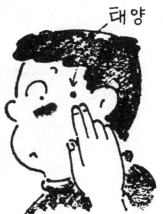

태양

태양을 지압한다

은 요법을 해보자. 치료중에는 눈을 지나치게 사용하지 않는 것이 좋으므로 텔레비전을 오래 보지 않도록 주의하자.

가성 근시에 잘 듣는 곳은 발바닥 쪽의 두번째 발가락과 세번째 발가락이 붙은 죽지의 눈 부위이다. 이곳은 손가락으로 다루기 어려우므로 막대를 사용하여 세밀하게 문지른다.

가성 근시가 되는 사람은 신장과 간장이 약한 일이 많으므로 눈과 간장 부위를 자극하면 더욱 효과가 커진다. 병행해서 발목을 빙빙 돌려서 발목의 긴장을 풀어 준다.

근시인 사람은 발목과 마찬가지로 손목도 굳어 있다. 힘을 빼고 흔들흔들 흔들거나 손목을 비트는 등 회전 운동을 하여 굳어 있는 것을 풀어 준다.

집게손가락과 가운뎃손가락 전체를 누르거나 주무르는 것도 효과가 있다.

눈꼬리 뒤에 있는 홈, 태양 경혈은 가성 근시만이 아니라, 색맹·색약·약시 등에도 효과가 있는 만능 경혈이다. 그곳을 잘 지압하자.

한쪽 눈만이 특히 나쁠 때는 목을 돌리는 운동도 효과적이다. 돌리기 쉬운 방향으로 몇 번이고 되풀이하여 돌린다. 동시에 허리를 훌라 댄스를 추듯이 빙글빙글 돌린다.

위궤양
식후 2~3시간이 지나면 위가 아프다

쑤시는 듯한 통증이 있으나 식사를 하면 가라
앉는 것이 위궤양이다. 가슴이 쓰리고 트림·구
토를 수반하는 일도 있다. 원인은 신경성인 것이
많으며, 욕구 불만·불안·스트레스 등을 들 수
있다. 또 부신 피질 호르몬을 사용하고 있는 사
람 등도 궤양이 되는 일이 있다.

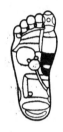

위궤양에는 다음과 같은 치료가 효과가 있어서 통증이 곧 사라
지지만, 위에 천공이나 출혈이 있으면 위험하므로 의사의 진료와
병행하여 치료하자.

위궤양에 잘 듣는 곳은 발바닥의 십이지장과 위 부위이다. 십
이지장은 손가락 모서리로 자극하고, 위는 손가락 모서리나 막대
로 자극한다.

십이지장을 자극하면 위 근처에서 찍찍 하는 소리가 난다. 이
것은 자극이 잘 전달되고 있다는 증거이므로 신경 쓰지 말고 치
료를 계속하자.

위궤양으로 구토를 한 다음에는 치료를 피한다.

날감자를 강판에 갈아 즙을 짜서 1일 2회 마시면 놀라울 정도
로 효과가 있다.

또 감자를 검게 구운 것도 효과가 있다. 이것은 감자를 껍질째

갈아서 짠 즙을 12시간 가량 약한 불로 달였을 때 생기는 냄비 주위에 까맣게 탄 전분과 같은 형상인 것이다. 갈아서 체로 친 가루를 1일 1회 공복시에 작은 숟가락으로 하나를 복용한다.

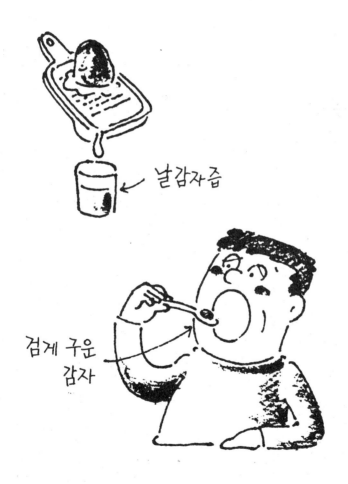

날감자즙

검게 구운
감자

간 장 병
감기로 잘못 알기 쉬운 병

어쩐지 열이 있고 온몸이 나른하며 식욕이 떨어지거나 메스껍기도 한 간장병. 이런 초기의 증상은 감기와 매우 비슷하다. 감기 증상에 덧붙여 손바닥의 새끼손가락 쪽이 선명한 핑크색을 띠고 있을 경우는 간장병을 의심하자.

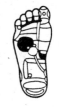

술을 많이 마시는 사람은 대부분의 경우 간염을 일으킨다고 할 수 있다. 그리고 간장암은 간염에서 일어나는 일이 많으므로 간염에 걸렸을 때는 단단히 양생을 해야 한다.

간장병에 잘 듣는 곳은 발바닥의 간장·담낭·림프선·십이지장·수뇨관·방광 부위이다. 간장병이 있는 사람은 그곳을 누르면 통증이 있을 것이다.

간장은 집게손가락과 가운뎃손가락의 모서리로 위아래로 잘 주물러 푼다. 자극을 주고 나면 소변이 선명한 황색이 되거나 붉은 기를 띠거나 냄새가 강해지는 일이 있다. 이것은 좋아지는 반응이므로 걱정하지 않아도 된다.

림프선은 발가락 사이에 막대를 끼고 문지르듯이 자극을 준다. 담낭과 십이지장은 손가락 모서리로 문지르듯이 주물러 푼다.

등의 중앙이며 등골뼈 좌우에 있는 간유(肝兪)·비유(脾兪)·삼초유(三焦兪)의 경혈은 간장병에 효과적인 경혈이다. 그곳에 생쌀을 반창고로 붙인다.

식사의 양을 줄이고 과로하지 않도록 주의한다.

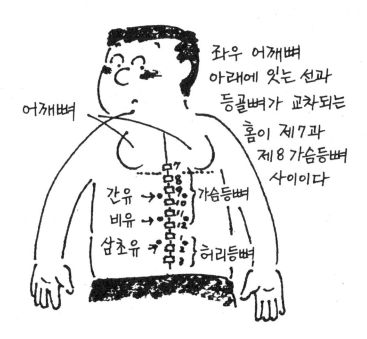

신 장 병

편평족인 사람은 신장병에 걸리기 쉽다

요혈*이나 부증·혈압 상승 외에도 나른하고 집중력의 저하와 더위나 추위에 대한 저항력의 저하 등의 증상을 수반하는 것이 신장병이다.

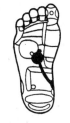

동양 의학에서는, 마음 걱정이나 슬픔이 큰 요인인 것으로 생각하고 있다. 이전에는 여성에게 많은 병이었으나 요즘은 비즈니스맨에게 스트레스의 증가와 보행 부족으로 신장병이 생기기 쉽다고 되어 있다.

신장병에 잘 듣는 곳은 발바닥의 방광·수뇨관·신장·부신 부위이다. 눌러 보면 통증을 느끼게 될 것이다. 이 부위들을 엄지손가락으로 꼼꼼히 주물러 푼다. 처음에는 5분간 정도로 하고 서서히 시간을 늘려 간다.

자극한 후에는 오줌의 양이 늘거나 색깔이 변하지만, 이것은 좋아지는 반응이므로 걱정하지 말고 치료를 계속한다.

신장병에는 딱총나무와 옥수수 수염을 같이 달여서 마시면 효과가 있다.

보드를 사용하여 발바닥을 매일 10분 정도 마사지하는 것도 효과가 있다.

부증이 심한 사람은 손발을 심장보다 높이 올리도록(매일 10분 이상) 유념하고, 공복시에 물을 마신다.

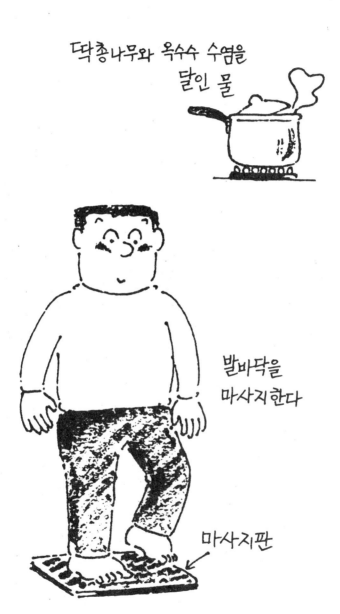

딱총나무와 옥수수 수염을
달인 물

발바닥을
마사지한다

마사지판

당 뇨 병

유전적인 요소도 있는 병

비만형인 사람에게서 당뇨병을 많이 보게 된다. 폭음 폭식을 해서 당뇨병이 되는 경우도 있으므로 비만 기미가 있는 사람은 충분히 조심하도록 한다.

양친 중 어느 한쪽이나 가까운 친지가 당뇨병인 경우에는 본인도 걸리기 쉬우므로 역시 주의할 필요가 있다.

초기 증세는 다뇨(多尿) · 갈증 · 나른함 · 다식(多食) · 체중 감소 등이며, 합병증에 의한 증세로는 신경통 · 지각 이상 · 시력 장애 · 피부 질환 등이다. 한번 걸리게 되면 일생 동안 식사 제한을 계속해야 하므로 매우 괴로운 병이다.

당뇨병에 잘 듣는 곳은 발바닥의 이자(췌장) · 위 · 십이지장 · 신장 · 방광 · 부신 등이며, 이것들은 거의 같은 곳에 뭉쳐 있다.

먼저 이자 부위를 손가락 모서리로 문지른 다음, 위 · 십이지장을 같은 방법으로 주물러 푼다. 그리고 마지막으로 부신을 자극하여 체내의 노폐물 배출을 활발하게 해준다.

치료를 하면 처음 일주일은 변화가 없지만 2주째가 되면 대량의 당분을 배설하는 일이 있다. 이때 체내에 있는 여분의 당분을 배설해 버리게 되므로 그후에는 완전히 회복될 것이다.

매일 작은 사기잔 한 잔의 현미 식초를 물에 타서 마신다. 이것은 매우 효과가 있으므로 느긋하게 계속하자.

　등골나물과 며느리배꼽을 달인 약도 효과가 있다.

　녹황색 채소를 많이 먹는다.

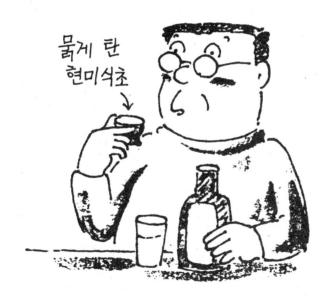

묽게 탄
현미식초

심 장 병

우리나라의 사망 요인 제3위

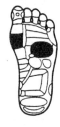

심장을 강하게 죄는 듯한 발작을 일으키는 협심증과, 그것이 더욱 진행되어 일어나는 심근경색증이 있다. 특히 심근경색증은 때로는 쇼크 상태에 빠져 그대로 사망하는 일도 있다. 왼손 안쪽으로 관절통이 달리기 때문에 평소 그 부위의 통증이나 위화감에 대해 주의한다.

이 무서운 심근경색증은, 관상동맥에 피가 굳어서 된 덩어리 때문에 혈액의 순환 장애가 일어나 발생한다. 동맥벽이 두꺼워지고 굳어져서 탄력을 잃는 동맥경화의 위험 인자는 고혈압이나 콜레스테롤의 증가 외에 흡연이나 스트레스 등을 들 수 있다. 심장이 염려가 되는 사람은 되도록이면 이런 위험 인자들을 발견하여 증상이 진행하지 않도록 생활을 개선하는 데 힘쓴다.

심장병에 잘 듣는 곳은 발바닥의 심장과 심장 조직 부위이다.

엄지발가락 아래에 있는 심장 부위는 조금 깊게 되어 있으므로 손가락 모서리나 막대를 사용하여 다소 강하게 자극한다. 심장 조직은 손가락 모서리로 위아래로 문지른다.

심장병이 중증인 사람은 의사와 상의하여 처음에는 적은 시간으로 신중히 치료하자.

발작이 가벼울 때는 다음과 같은 요법을 하면 죄이는 듯한 가슴의 통증이 상당히 가시게 된다. 팔 안쪽에서 손목의 가로주름 중앙과 팔꿈치의 가로주름 중앙을 잇는 선 한가운데의 극문 경혈을 이쑤시개나 성냥개비로 다소 강하게 대고 누른다.

　몸이 차가워지지 않도록 주의한다.

　몸의 상태가 좋은 시기에는 손발을 심장보다 높이 들어 손발의 모세혈관을 단련하여 심장의 부담을 줄인다.

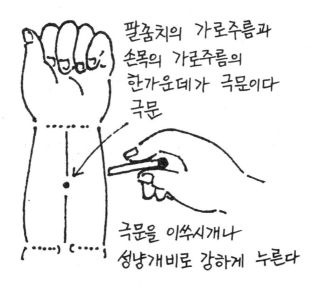

팔꿈치의 가로주름과 손목의 가로주름의 한가운데가 극문이다

극문

극문을 이쑤시개나 성냥개비로 강하게 누른다

남에게 말 못하는 고민을 해결하자

배뇨 이상
여성에게 많은 배뇨의 고민

소변이 마구 나온다거나 반대로 잘 나오지 않 아서 고통이 따른다거나, 이렇게 배뇨로 고민하 는 사람이 많은 듯하다. 여성에게 이런 고민이 많은데, 정신적·심리적 요인이나 냉방 등에 의 한 냉기와 관계가 있다. 어느 쪽이든 간에 비뇨 기계나 신장계를 치료하는 것이 중요하다.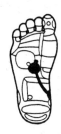

배뇨의 괴로움에 잘 듣는 곳은 발바닥의 방광·수뇨관·신장· 부신 부위이다. 이 네 군데를 자극하면 치료 후에는 노폐물을 배 출하기가 쉬워진다.

오줌이 잘 나오지 않는 괴로움에 있어 이 치료는 특히 효과가 있다. 효력이 나타나면 화장실을 드나드는 횟수가 줄어들고 1회 의 배뇨량이 늘어난다. 이때 몸이 나른해지는 일이 있지만 좋아 지는 반응이므로 걱정 말고 치료를 계속한다. 치료 후에는 반드 시 미지근한 물 2컵을 마신다.

가막조개를 검게 구워 먹거나 율무를 달여 마시면 비뇨기계에 잘 듣는다. 커피나 팥을 삶은 물도 효과가 있다.

좌욕으로 하반신을 따뜻하게 한다.

커피나 팥을 삶은 물

검게 구운 가막조개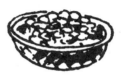

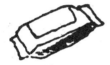 율무를 달인 물

좌 욕

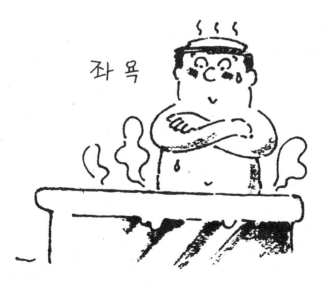

방 광 염
몸의 구조상 여성이 걸리기 쉬운 병

배뇨 후 요도가 꽉 조이듯이 아픈 것이 방광염이다. 아픈 곳이 몸의 내부이기 때문에 그 부위를 누르기도 어려워 매우 괴로운 병이다. 뿐만이 아니라, 화장실에서 나오자마자 또 화장실에 가고 싶어지며, 요혈이 나오는 일도 있다.

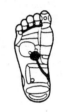

원인은 대장균 등의 세균 감염이다. 특히 여성은 요도가 짧은 데다 항문과 가깝기 때문에 대장균에 감염되기 쉽다. 또한, 한랭에 의해서도 걸리기 쉬우며, 만성화하기 쉬우므로 하복부가 차가워지지 않도록 하고, 소변이 마려운 것을 참아서는 안 된다.

방광염에 잘 듣는 곳은 발바닥의 방광·수뇨관·신장·림프선 부위이다.

신장·수뇨관·방광 부분을 잘 주물러 풀면 치료 후에 오줌의 배출이 쉬워진다. 림프선은 염증을 가시게 하기 위해서 하는 것이지만, 지나치게 강하게 자극하면 발열하는 경우도 있으므로 조심스럽게 주물러야 한다. 치료 후에는 2컵 가량 물을 마셔서 배뇨를 촉진시켜야 한다.

양발을 벌리고 앉아 상체를 구부려 바닥에 머리를 댄다. 이와 같은 '다리 벌리기 자세'도 효과적이다.

발의 삼음교(三陰交) 경혈이다. 안쪽 복사뼈에서 5~6cm 위에
뜸을 뜬다.

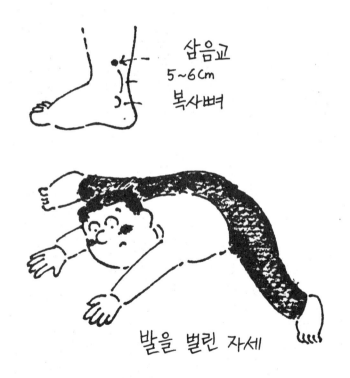

발을 벌린 자세

생리통 · 생리 불순
여성이기 때문의 고통

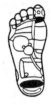

하복부의 통증·두통·요통·구역질 등 괴로운
증상을 동반하는 생리는 여성의 숙명이라고는 하
지만 침으로 귀찮고 까다로운 것이다. 여성만이
가지는 고통인 생리통이나 생리 불순은 호르몬의
균형이 무너지거나 자궁의 발육 부족이 원인이다.
생리통이나 생리 불순이 병이 아니라고는 하지만,
아무튼 귀찮은 이 증상은 빨리 가시게 하고 싶은
것이다.

생리통이나 생리 불순에 잘 듣는 곳은 안쪽 복
사뼈와 바깥쪽 복사뼈 아래에 있는 자궁과 난소, 발바닥의 목과
생식기 부위이다.

목은 호르몬 분비의 조절이나 신경계도 관장하는 효과적인 부
위이다. 손가락 모서리를 사용하여 비벼내듯이 자극한다.

자궁과 난소 부위는 막대를 사용하지 말고, 손가락 바닥이나
모서리로 꼼꼼히 주물러 푼다. 자궁은 한 번에 2분 정도로 그친
다. 생식기는 딱딱한 부위이므로 콜라병 등을 사용하여 두들기듯
이 자극을 준다. 생리통일 때는 발 전체를 주물러 푸는 것이 중
요하다.

생리통이 심할 때는 다음과 같은 요법이 효과적이다. 반듯이

누워 상체를 일으켜 턱을 괸다. 팔꿈치를 붙인 채로 손바닥을 펴 가며 동시에 발을 든다. 자궁에 자극이 가도록 하자.

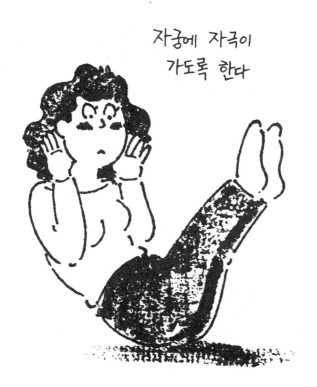

자궁에 자극이
가도록 한다

갱년기 장애

여성이면 피하지 못하는 게 갱년기

월경이 폐지되는 45세에서 55세경에 걸쳐서 일어나는 갱년기 장애는 정신적으로나 육체적으로나 매우 괴로운 증상이다. 여성다움의 근원인 난소의 활동이 쇠퇴하여 호르몬의 균형이 무너져 자율신경이 문란해져서 일어난다.

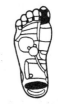

증세로는 두통·견비통*·요통, 팔과 손이 저리고, 가슴이 뛰고 숨이 차며, 불면·식욕 부진 등 세상의 병이란 병은 빠짐없이 짊어진 것과 같은 기분이 든다. 또 에너지는 남아 돌아가는데 그것
을 발산시킬 데가 없어서 정신적으로 인한 증상도 생기게 된다.

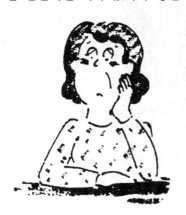

갱년기 장애에 잘 듣는 곳은 발바닥의 엄지발가락에 있는 두부·뇌하수체·목·생식기, 그리고 바깥쪽 복사뼈 아래에 있는 난소와 안쪽 복사뼈 아래에 있는 자궁 부위이다.

그중에서도 난소는 생리 불순, 목은 혈압의 동요나 어깨가 뻐근하고 쑤시는 데나 자율신경 실조증에 효과가 있는 부위이다. 꼼꼼히 주물러서 풀자. 두부와 목은 엄지손가락의 바닥을 사용하여 안쪽에서 바깥쪽으로 힘을 넣어 자극한다. 마무리로 발목을 50회 가량 빙빙 돌린다.

손목의 가로주름 중앙에서 위로 손가락 3개가 되는 점에 위치한 내관(內關) 경혈에 10원짜리 주화를 테이프로 붙이고, 엄지발가락이 붙은 죽지 관절 뒤의 사면에 있는 공손 경혈에 100원짜리 주화를 테이프로 붙인다. 오른손(왼손)일 때는 왼쪽발(오른발)에 붙인다.

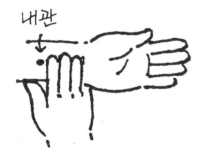

내관

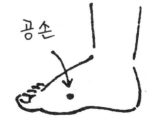

공손

임포텐츠

임포텐츠의 대부분은 심인성

남자에게 있어 '남성 자신'이 기능을 잃은 것
만큼 비참한 일은 이 세상에 없을 것이다. 내로
라 하고 자부하는 현대 의학도 임포텐츠(음위)만
은 어떻게 하지 못하는 것 같다.

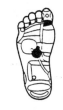

음위가 뇌나 척수 등의 중추신경 손상에 의할
경우는 경혈 요법으로도 손을 쓸 수 없다. 그러
나 정신적인 스트레스나 기능의 노화가 원인이면
다음과 같은 요법을 해보면 효과가 나타난다.

음위에 잘 듣는 곳은 발바닥의 목·신장·고
환·전립선·부신 부위이다. 또한 엄지발가락을 회전시키면 혈액
순환이 좋아져서 정신 안정에도 소용이 된다. 그 밖에 중요한 것
은 휴양과 기분 전환이다.

심인성(心因性)에서 가장 큰 것은 여성으로부터 3대 쇼크적인
말을 들었을 때이다. "당신의 것(성기)은 작네요" "당신은 형편
(지속력이나 테크닉) 없어요" "대머리!"이다.

그리고 하고 있는 일의 포지션이나 책임이 무거워져서 정신적
으로 몰렸을 때도 임포텐츠가 되기 쉽다. 그럴 때 여성은 느긋한
태도로 남성을 칭찬해 주어야 한다.

임포텐츠인 사람은 육식에서 채식으로 바꾸면 좋다. 정력이 왕

성한 사람은 채식을 좋아하며 몸도 다부진 사람이 많다. 또 담배를 끊는 것도 중요하다.

산행을 하여 자연으로 돌아가서 발의 안쪽을 많이 사용한다. 발의 안쪽은 생명력어 솟아나는 곳이다.

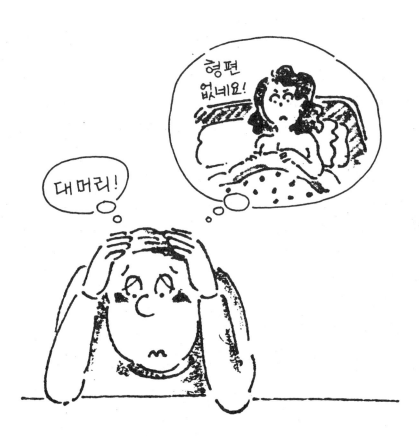

조 루
2분 가량 지속하면 조루가 아니다

조루와 임포텐츠는 대부분의 원인이 마음에 있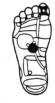
다는 점에서 유사하다. 요즘 사람들을 보면, 자기
가 조루가 아닐까 하여 지나치게 신경을 쓰는 듯
하다. 익숙해지면 조루는 고쳐지므로 과장된 잡
지 기사 등을 읽고 현혹되지 말고 느긋하게 대처
하자.

조루에 잘 듣는 곳은 발바닥의 두부·신장·전
립선·고환 부위이다. 두부는 막대를 사용하여
힘을 지나치게 넣지 않도록 하여 자극한다. 치료
후에 엄지발가락을 회전시키면 보다 효과적이다.

요가에서는 남성이 도착하게 될 것 같으면 호흡을 바꾸라고 말
한다. 시험해 보자.

넓적다리 안쪽에 고조된 긴장을 제거한다. 여성의 몸을 양넓적
다리로 강하게 쥔 다음 단숨에 힘을 뺀다.

정력 감퇴

정력＝생명력

직장에서 지위가 높아지는 데 따른 스트레스, 접대 피로가 내장에 주는 부담, 또 교외에 주택이 있어서 통근 거리가 길어짐으로 해서 생기는 피로 등, 중년이 되면 아무튼 몹시도 어려운 사정이 많아진다. 그러므로 중년이 되면 정력이 감퇴하는 것은 어쩔 수 없다.

그러나 다른 한편으로 생각해 보면 정력이 왕성한 사람은 일도 민첩하게 처리한다. 정력을 강화하여 생명력을 축적하자.

정력 감퇴에 잘 듣는 곳은 발바닥의 방광·수뇨관·신장·전립선·고환 부위이다. 방광·수뇨관·신장은 첫번째로 치료하는 곳이므로 특별히 정성들여 자극하자. 그후에 전립선과 고환을 자극한다.

값비싼 약보다도 식사 요법이 효험이 있다. 산두릅·성게·인삼·죽순이나 벌꿀 등이 효과가 있다.

통근할 때, 차 안에서 손잡이를 잡지 말고 버티고 서 있도록 한다. 아랫도리가 강화되어 도리어 생명력이 솟아난다.

불 감 증
불감증은 정신적·육체적으로 불행

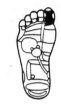

남성이 분발하고 있는 데도 여성은 열이 나지 않는다. 성욕이 없는 것은 아니지만 성의 쾌감을 전혀 느끼지 못하기 때문이다. 불감증은 여성에게는 매우 불행한 것이다.

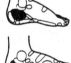

불감증에는 남자에게 개발되지 않은 것과 선천적으로 냉감증인 것이 있다. 체형적으로는 빼빼마른 사람, 가슴이 작은 사람, 치골이 나와 있는 사람, 발목이 굵은 사람, 궁둥이가 작은 사람에게 많다.

지나치게 심한 불감증은 남편이 바람을 피우게 되거나 이혼 문제로까지 발전될 여지가 있다. 다음과 같은 치료로 성감을 일으키도록 하자.

불감증에 잘 듣는 곳은 발바닥의 뇌하수체·난소·자궁·두부·목 부위이다. 뇌하수체는 두부 부위 안에 있으므로 전체를 골고루 자극하도록 하자.

배꼽과 치골을 잇는 선에서 치골에서부터 위로 5분의 1 되는 점이 중극(中極) 경혈이다. 이곳에다 담뱃불을 가까이 대었다 떼었다 하는 담배뜸을 10회 한다.

일을 치르기 전에 술을 조금 마신다.

불감증인 사람은 정사에 대한 편견을 가지고 있는 경우가 많으므로, 사랑하는 사람과 진심으로 서로 즐긴다는 마음을 가지도록 하자.

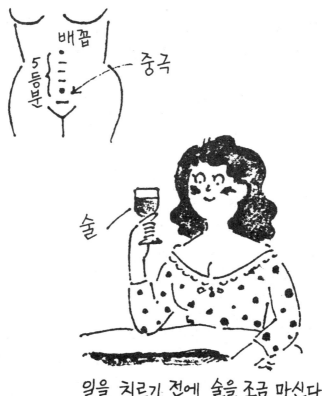

일을 치르기 전에 술을 조금 마신다

야 뇨 증

어른에게도 많은 야뇨증

일반적으로 국민학교 고학년 어린이의 야뇨를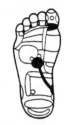
야뇨증이라고 한다. 대체로 취학할 무렵까지는
낫게 되는데, 어른이 되어도 야뇨증으로 고민하
는 사람이 뜻밖에 많다. 어린아이라면 창피하다
는 정도로 그만이겠지만, 결혼을 앞둔 사람이라
면 이것은 치명적인 문제가 아닐 수 없다. 다음과 같은 요법으로
하루라도 빨리 고친다.

야뇨증에 잘 듣는 곳은 발바닥의 방광·수뇨관·신장·목 부위
이다. 방광과 새끼손가락·새끼발가락은 밀접한 관계를 가지고
있으며, 특히 새끼발가락은 관계가 깊다. 잠자기 전에 그곳을 자
극하는 동시에 새끼발가락을 회전시키거나 마사지를 한다.

손바닥 쪽 새끼손가락 끝의 관절과 다음 관절을 엄지손가락과
집게손가락으로 눌러서 보다 강하게 통증을 느끼는 관절이 경혈
이다. 그곳에 혈액 순환이 멎지 않을 정도로 생쌀을 테이프로 붙
인다.

어린이의 야뇨증은 어머니가 지나치게 신경질이 되어 꾸짖으면
도리어 심해진다. 심리적인 것이 큰 원인이기 때문에 "이제 오줌
을 싸거나 하는 일은 없을 거야." 하고 말하며 다정한 마음으로
대처한다.

잠자기 전에 한 번 가볍게 땀을 흘리게 한다. 가벼운 조깅이나 좌욕이 효과적이다.

어린이의 배를 어머니의 손바닥으로 충분히 따뜻하게 해준 후에 잠을 재운다.

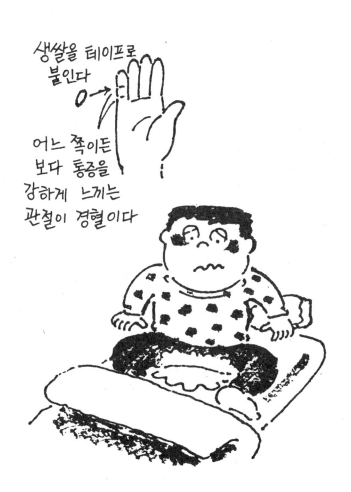

몸을 위한 건강
채소

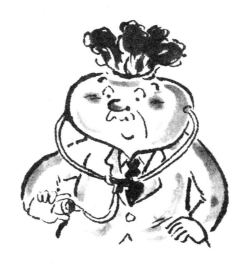

건강 채소 39선

가　지

가짓과의 한해살이풀. 키는 60~100cm로 전체에 털이 있으며, 6~9월에 백색·담자색 등의 꽃이 피고, 자줏빛 열매를 맺는다.

인도가 원산지이며 열대에서 온대에 걸쳐 재배된다. 현재 재배되고 있는 것은 시대와 더불어 품종이 개량된 것이며, 그 종류가 무려 70종을 넘는다고 한다.

가지는 예로부터 우리나라 사람에게는 식용과 약으로서 빠뜨리지 못하는 것으로, 꽃·줄기·열매·꼭지 모두를 이용할 수 있는 몇 안 되는 채소이다.

◈ 꽃 ◈

- 채취한 꽃을 그늘에서 충분히 말려서 적당한 길이로 썰어 막자 사발에 빻아 가루를 낸다. 그리고 쌀죽과 섞어 '가시'가 박힌 데 붙여 두면 가시가 빠진다.
- 그늘에서 충분히 말린 꽃 10g에 물 400cc의 비율로 달인다. 물이 절반 양이 되면 발이 가는 쇠조리로 걸러 낸다. 그 물을 1일 3회 식간(食間)에 마시면 '각기·이뇨'에 효과가 있다.

◈ 줄 기 ◈

- '가벼운 동상'에는 줄기를 태워 나오는 연기를 쐬면 효과가 있다.
- 말린 줄기를 달인 물로 하루에 2~3회 양치질을 하면 '구각

궤양* · 구내염* · 설염*'에 효과가 있다.

● 줄기와 꼭지를 까맣게 태워서 빻아 물로 복용하면 '유방염 · 위암'에 효과가 있으며, 삶은 물은 '살갗이 튼 데'에 좋다.

◈ 열 매 ◈

● 가지 절임은 씹는 것만으로도 치통이 가신다고 한다.

● 열매를 날것째로 강판에 갈아 즙을 내어 사마귀에 바르면 '사마귀 떼는 데'에 효과가 있다. 또 껍질째 간 즙을 1일 2~3회 환부에 바르면 '치질'에는 단기간 사용만으로도 편해진다.

● '살갗이 튼 데'에는 열매를 검게 태워 빻은 가루를 칠한다. 그리고 그 가루를 물로 복용하면 '기침을 멎게 하는 데' 효과가 있다.

● 가지와 파의 하얀 부분을 반반으로 하여 다소 진하게 달인 물을 따뜻할 때 거즈나 손수건 · 타올로 '파상풍' 환부에 온습포를 한다. 진한 물이 남아 있으면 다시 데워서 온습포를 되풀이한다.

◈ 꼭 지 ◈

● 말린 가지 꼭지 10g을 달여 그 물을 마시면 '복통 · 충수염(맹장염)'에 효과적이다.

● 꼭지를 검게 태워 소금을 섞어 연고처럼 만든 것으로 이를 닦으면 '치조 농루*'에 효과가 있다. 또 검게 태운 꼭지를 가루를 내어 말린 매실과 섞어 연고를 만들어 바르면 '유종* · 유방염'에 효과가 있다.

감 자

마령서(馬鈴薯)·하지감자·북감저(北甘藷)라고도 한다.

가짓과의 여러해살이풀. 높이 60~100cm, 여름에 흰빛·자줏빛 꽃이 핀다.

페루·칠레 등의 안데스 산맥이 원산지이며, 녹말이 많아서 식용한다. 감자는 산성 식품이기 때문에 비타민류·칼슘·칼륨 등이 풍부한 영양가 높은 채소이다.

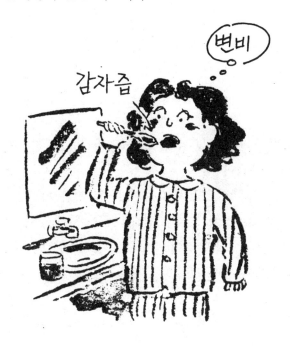

◈ 뿌 리 ◈

- 모가 나게 또는 엷거나 가늘게 각자의 기호에 맞도록 썰어 맑은 국을 끓이거나 수프에 넣어 마시면 '설사·각기·고혈압·알레르기·신장병·소아 천식'에 효과가 있다. 파드득나물 등 비타민이 풍부한 채소를 향신료로 곁들이면 최고다.

- 껍질째 으깨어 알맞게 끈적해지도록 밀가루와 생강즙을 첨가하여 습포제를 만든다. 이것을 '어깨가 뻐근한 환부'에 붙인다.

- 껍질째 으깨어 헝겊에 거른 즙을 작은 숟가락으로 하나씩 아침식사 30분 전에 마시면 '변비'에 효과적이다.

- 즙을 만들어 '화상·베인 데·농가진*' 환부에 몇 번이고 되풀이해서 바른다.

- 껍질을 벗겨서 갈아 즙을 낸 다음, 밀가루와 식초를 섞어 반죽하여 연고처럼 만든다. 이것을 '타박상·편도선염·치통' 환부에 찜질하는 요령으로 붙이면 효과가 있다.

갓

개채(芥菜)라고도 한다.

겨잣과의 한해살이풀. 높이 1m, 봄부터 여름에 걸쳐 황색 꽃이 핀다.

중국에서 들어온 채소류로 널리 재배하고 있으며, 옛날에는 서민들이 여자의 경구 피임약으로서 갓의 약효를 믿고 있었다.

잎은 주로 김치 재료로 쓰는데 향기와 감미가 있으며 적당히 매운맛도 있다. 씨는 가루로 만들어서 향신료인 겨자나 약용인 황개자로 쓴다.

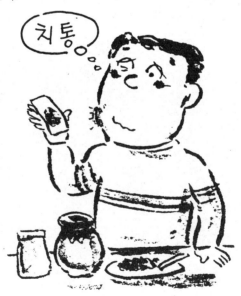

갓은 자극이 너무 강하므로 임신중인 사람이나 치질이 있는 사람에게는 권하고 싶지 않다.

갓씨 가루는 씨를 빻아 가루로 한 것이다.

◈ 갓씨 가루 ◈

- 갓씨 가루에 마늘이나 생강이나 된장(어느 것이나 효과는 같다)을 갓씨 가루와 같은 양(g)만큼 첨가하여 막자 사발에 넣어 으깨어 반죽한다. 그 반죽을 거즈에 얇게 발라 아픈 치아 바깥쪽(볼)에 붙이면 '치통'에 효과가 있다.

- 갓씨 가루 3g을 오블라토*에 싸서 식전에 복용하면 '생리통'에 효과가 있다.

- 갓씨 가루를 뜨거운 물에 개어서 식기 전에 거즈에 발라 '위경련·폐렴·신경통·류머티즘·요통'의 환부에 붙이면 효과가 있다. 그러나 자극이 매우 강하므로 피부가 약한 사람은 주의해야 한다.

강 낭 콩

콩과의 한해살이풀. 여름에 흰빛·자줏빛 꽃이 핀다.

남아메리카 원산의 재배 식물로, 녹말 60%, 단백질 20%, 비타민 A·C, 미네랄(광물질)을 함유하고 있다.

◈ 잎 ◈

- 날잎을 짠 즙에 식초 몇 방울을 떨어뜨려 마시면 '위장 카타르*'에 효과가 있다.

◈ 열 매 ◈

- 볶은 콩가루로 콩국을 만들어 마시면 '대하증'에 효과가 있다.
- 콩 50g을 400cc의 물에 넣고 절반 양이 되도록 달여 마신다. '생선·알코올 중독'에 효과가 있으며, 혈액을 깨끗하게 하는 중화 작용과 해독 작용을 촉진한다.

고 구 마

감서(甘薯)·감저(甘藷)·남감저(南甘藷)·단감자라고도 한다.

메꽃과의 여러해살이풀. 꽃은 담홍색 나팔꽃 모양으로 핀다.

북아메리카 원산으로 따뜻한 지방에서 재배된다. 고구마는 수분이 69.3%, 당질 27.7%, 단백질 1.3% 등이며 녹말이 주성분으로, 영양원의 덩어리라고 할 만큼 많다. 굽거나 찌거나 말리거나 해도 영양가를 그다지 잃지 않는 귀중한 만능 채소이다.

◈ 뿌 리 ◈

- 고구마는 날것으로 별로 먹지 않는데, 날것을 강판에 갈아서 그 즙을 '가벼운 동상·화상' 환부에 바른다. 그리고 즙을 짜서 소량을 마시면 '설사'에도 효과가 있다.

- 고구마에는 소화 당화 작용을 하는 효소가 함유되어 있으므로 '자양 강장·변비 방지'에도 효과적이다.

- 고구마를 통째로 구워 먹으면 '해열·감기 예방'이 된다. 군고구마에는 취한* 작용이 있어서 한층 더 효과를 바랄 수 있다. 흔히 군고구마나 찐고구마를 소금에 찍어 먹기도 하는데, 고구마에는 칼륨이 다량으로 들어 있기 때문에 염분을 가하면 나트륨이 보급되므로 이상적이라고 할 수 없다.

- 수확할 때 신선한 고구마를 사들여 얇게 썰어서 말려 두면 어린이들의 영양가 높은 간식으로 이용할 수 있다.

고 비

양치식물 고빗과의 여러해살이풀.

산이나 들의 숲가나 냇가에 자란다. 약용으로서 포자는 '지혈제'가 되며 말린 잎을 달여서 마시면 '수종*·임질·각기'에 잘 든다고 한다. 어린 순은 나무이나 국거리로 쓴다. 뿌리에서 전분을 얻을 수 있다.

◈ 잎 ◈

- 고비의 잎에 붙어 있는 솜털을 상처에 붙이면 '지혈' 효과가 있다.

- 말린 고비 20g 정도를 2컵분의 물과 함께 절반 양이 될 때까지 약한 불에 달인다. 1컵분의 달인 물을 1일 3회 나누어 식간에 마시면 '이뇨·부증·각기'에 잘 든다.

고 사 리

고사릿과의 여러해살이풀.

산과 들의 양지 쪽에 자란다. 봄에 잎이 아직 피지 않은 것을 삶아서 나물이나 국거리로 쓴다. 고사리는 어린 싹을 그대로 소금에 절이는 보존 방법이 있다. 또 한 번 데쳐서 말리면 장기 보존을 할 수 있다.

◈ 어린 잎 · 줄기 ◈

- 고사리의 어린 잎을 삶아서 먹으면 '탈항'에 효과가 있다.
- 말린 고사리의 잎과 줄기를 잘게 썰어 10∼15g에 물 400cc를 부어 절반 양이 될 때까지 약한 불에 달인다. 그 물을 걸러 따뜻할 때 1일 3회 나누어 식간에 마시면 '각기 · 부증 · 이뇨 · 해열'에 효과가 있다.
- 달인 물을 따뜻할 때 '류머티즘 · 신경통'의 환부에 직접 바르면 효과가 있다.

고 추

번초(蕃椒) · 당초(唐椒)라고도 한다.

가짓과의 한해살이풀. 높이 60cm, 여름에 흰 꽃이 핀다.

남아메리카 원산으로 열대에서 온대에 걸쳐 재배된다.

고추는 우리들의 식생활에서는 빠뜨리지 못하는 향신료로서 귀중한 채소라고 하겠다. 변비에도 효과가 있는 채소이다.

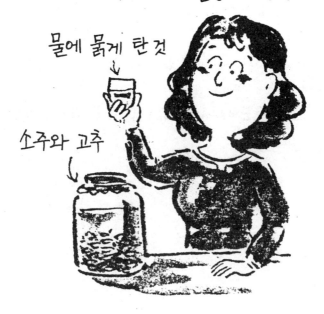

식욕부진 · 소화 불량 · 위장병…

물에 묽게 탄 것

소주와 고추

◈ 열 매 ◈

● 날고추를 시간을 들여 충분히 태운다. 표면이 까맣게 탔어도 속까지 확인하여 완전히 태워 가루를 낸다. 그 가루에 쌀죽(밥알이라도 상관 없다)을 골고루 섞어 반죽하여 고약처럼 만든다. '(손가락에 생기는)못·물집' 환부에 붙이면 효과가 있다.

● 고춧가루 10g 가량에 밀가루를 넣고 물을 조금 부어 반죽하여 고약처럼 만든다. 이것을 '어깨가 뻐근한 데·신경통·류머티즘'의 환부에 바르면 효과가 있다. 마르면 다시 바른다.

● 두세 토막을 낸 말린 고추를 과일주용 병에 50g 정도 넣는다. 그리고 술을 붓는다. 밀봉하여 볕이 들지 않는 어둡고 시원한 곳에 40일 정도 둔다. 그후 헝겊이나 거즈로 고추를 걸러 내고 액체만을 남긴다. 작은 잔 하나분의 그 액체를 100cc의 물에 타서 1일 3회 식전에 마시면 '취한 작용·식욕 부진·소화 불량·건위*·위병'에 효과가 있다. 장기 보존이 된다.

당 근

홍당무·호나복(胡蘿蔔)·홍나복이라는 이름도 있다.

미나릿과의 한해살이풀 또는 두해살이풀. 높이 1m, 7~8월에 흰 꽃이 피며, 채소로 널리 심고 있다.

당근은 알칼리성 채소이다. 유색 채소로 당질이 다소 많은 편이며, 뇌졸중(혈압이 높은) 성향의 사람에게는 비타민 B_2·판토텐산이나 콜린이 많은 채소로 알려져 있다.

◆ 잎 ◆

- 당근의 어린 잎에서 즙을 짠다. 또 조미료를 넣지 않고 나물로 무쳐서 먹으면 '천식·성인병 예방·갱년기 장애 예방'에 효과가 있다.

◆ 뿌 리 ◆

- 당근 뿌리의 즙을 직접 '화상' 환부에 바른다.
- 당근 뿌리의 즙을 아침식사 전에 반 컵 정도 계속해서 마시면 '빈혈·강장·심장병·식욕 부진'에 효과가 있다.
- 당근을 상식하면 비타민 A의 효력으로 '야맹증' 예방에 효과가 있다.
- 당근과 감자·양파·파 등을 듬뿍 넣은 채소 수프는 '피로 회복·육체 쇠약'에 효과가 있다.
- 당근을 껍질째 군고구마를 굽는 요령으로 노릇노릇하게 구워

어린이에게 먹인다. 달콤해서 어린이들의 입에 맞을 것이라고
생각한다. '야뇨증'에 효과가 있다.

● 당근의 수확 시기는 11월이지만 지금은 언제나 먹을 수가 있
  다. 그러나 되도록 온실이나 비닐 하우스에서 재배한 것보다
  직접 햇빛을 받고 자란 자연 재배물을 먹는다.

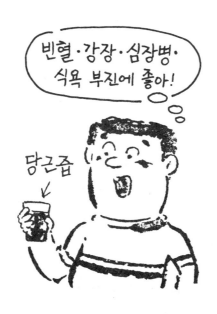

독　활

땃두릅·멧두릅이라고도 한다.

두릅나뭇과의 여러해살이풀. 높이 1.5m, 여름에 연한 녹색 꽃이 피고, 가을에 열매가 검게 익는다.

독활(獨活)의 껍질은 섬유가 딱딱하므로 조금 두껍게 벗긴다. 껍질을 잘게 찢어 무침을 하면 향기가 높아서 술안주에도 아주 좋다.

그리고 함유 성분의 하나인 비타민 C는 자른 절단면이 공기에 닿으면 그 성분을 잃게 되므로 모든 채소와 마찬가지로 빨리 먹어 버리자.

◈ 잎·줄기·뿌리 ◈

- 되도록 잘게 썰어 부대에 넣어 주둥이를 단단히 묶은 뒤 목욕할 때 욕조에 넣으면 '치질·냉병'에 효과가 있다.

◈ 줄 기 ◈

- 독활의 줄기를 말려 둔다. 말린 줄기 10g을 300cc의 물과 함께 절반 양이 될 때까지 약한 불에 달여서 헝겊이나 거즈로 짠 뒤, 그 즙을 1일 3회에 나누어 식간에 마시면 '신경통·복통·현기증·중풍·두통'에 효과가 있다.
- 독활의 줄기를 짜서 즙을 낸다. 1일 3회 식간에 작은 잔으로 반잔씩 마시면 '강장제·정신 안정'에 효과가 있다.

미 나 리

개미나리·근채(芹菜)·수근(水芹)이라고도 한다.

미나릿과의 여러해살이풀. 7~9월에 희고 작은 꽃이 핀다.

미나리는 독특한 향기가 있고 연하여, 겨울과 봄에 어린 잎과 줄기를 먹는데, 비타민 B_1·C를 함유하고 있다. 알칼리성 채소이기 때문에 상식하면 좋다.

◈ 잎·줄기 ◈

- 날잎 4~5장을 손가락으로 비비면 손가락 사이로 파란 즙이 나온다. 이 파란 즙을 '동상' 환부에 고루 문질러 바른다.

- 소금을 조금 친 잎과 줄기를 가볍게 비벼, 그것을 달여서 마시면 '위경련'을 억제하는 데 효과가 있다.

- 된장국에 약간 많은 듯이 넣어 먹으면 '기침'에 효과가 있다.

- 날채소 샐러드나 주스를 만들어 먹으면 '빈혈·미용'에 효과가 있다.

- 그늘에서 잘 말린 잎과 줄기를 3g 정도 썰어서 작은 헝겊 주머니(거즈)에 싸서 주전자에 넣고 물 200cc를 부어서 끓이면 된다. 따뜻할 때 마시면 '해열·신경통·류머티즘·황달' 등에 효과가 있다.

- 날잎을 짠 즙을 1회에 2~3cc 마시게 하면 '어린아이의 해열'에 효과가 있다.

마 늘

대산(大蒜) · 대선 · 호산(葫蒜)이라고도 불린다.

백합과의 여러해살이풀.

햇마늘은 5~6월에 나온다. 그물 주머니 등에 넣거나, 줄기째 있는 것은 엮어서 통풍이 잘되는 곳에 매달면 장기 보존된다.

◈ 줄 기 ◈

● 마늘을 먹으면 '식욕 증진 · 소화 촉진 · 강장 · 설사 · 변비 · 과식'에 효과가 있으며, 위점막 · 장점막의 강한 동지이다.

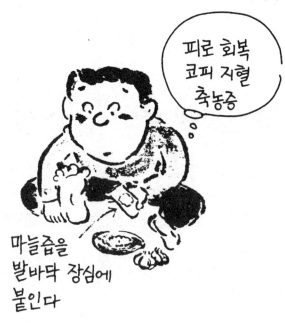

- 마늘을 으깨어 즙을 짜서 '신경통·류머티즘'의 환부에 바르면 잘 듣는다. 그리고 그 즙을 바른 부분을 불에 쬐면 진통 효과가 있다. 그 밖에 '종기·피부병·무좀'에도 효과가 있다.
- 마늘즙을 묽게 타서 마시면 '세균성 위장염·기생충 박멸·이뇨'에 효과가 있다.
- 마늘즙을 헝겊에 발라 발바닥 장심에 붙이면 '피로 회복·코피 지혈·축농증'에 효과가 있다.
- 마늘 조각을 반으로 잘라서 그 자른 절단면을 '독충에 쏘인 데·피부병' 환부에 붙이면 효과가 있다.
- 마늘의 알뿌리를 노릇노릇하게 구워 작은 조각 3~4개씩을 매일 먹으면 '건위·살균'에 효과가 있다.

♀ 마 늘 술 → 강정·불면증·신경통·류머티즘·냉병

　마늘목욕 → 냉병·치질·방광염·신경통

　마 늘 뜸 → 신경통·위장병

머 위

관동(款冬)이라고도 한다.

국화과의 여러해살이풀. 산의 습지에서 자라며, 여름에 황백색 수꽃과 백색 암꽃이 핀다.

머위의 새순은 봄에, 잎과 줄기는 여름에, 예로부터 '봄에는 쓴 맛, 여름에는 신맛, 가을에는 매운 맛'이라 했던 약용 식물이다.

◈ 꽃 · 새순 · 잎 · 뿌리 ◈

- 이른봄 잔설 가운데에 피는 꽃을 채취하여 말린다. 말린 머위 의 새순 10g을 물 400cc에 넣어 약한 불에 절반 양이 될 때까 지 달여서 1일 3회로 나누어 마시면 '진해 · 감기 · 거담'에 효 과가 있다.

◈ 잎 ◈

- 잎을 깨끗한 물에 씻어 물기를 뺀 다음 불에 직접 태운다. 이 때, 불에서 조금 떨어뜨려 천천히 태워야 한다. 잎 표면에 엽 액이 배어나고 잎이 부드러워진다. 액이 배어난 잎을 그대로 환부에 대면 '치질'에 효과가 있다.
- 잎을 양손가락으로 비벼서 나오는 즙을 상처에 바르면 '지혈 작용'이 있다. '벌레에 쏘인 데'도 효과적이다.

◈ 줄 기 ◈

- 머위 줄기를 적당한 길이로 잘라 된장찌개에 넣는다. '위약* ·

해열'에 효과가 있다.

◈ 뿌 리 ◈

- 뿌리를 까맣게 태워서 막자 사발에 넣고 빻아서 가루를 낸다. 그 가루를 1일분 5g을 기준으로 하여 먹으면 '눈병=내장'에 잘 듣는다. 날뿌리를 짠 즙은 '상처·해독' 효과가 있다.
- 머위를 먹으면 섬유가 많기 때문에 '변비' 예방이 된다. 보존 식품으로서 머위를 상식하면 '천식 예방'이 된다.

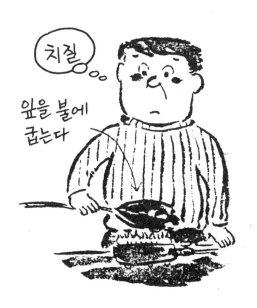

무

나복(蘿蔔)·노복·청근(菁根)이라고도 한다.

겨잣과의 한해살이풀 또는 두해살이풀. 봄에 백색·담자색 꽃이 핀다.

무는 알칼리성 채소이다. 잎은 유색 채소(당질이 다소 많다)이고 뿌리는 담색 채소(당질이 적다)이다.

봄갈이와 가을갈이로 신선한 무를 연중 먹을 수 있다.

◈ 잎 ◈

- 무잎을 으깨어 갈아서 거즈에 발라 '단독*' 환부에 찜질한다.
- 말린 무잎을 작은 부대에 넣어 달인다. 그 물과 말린 잎이 들어 있는 부대를 욕조에 넣어 몸을 따뜻하게 하면 '냉병·대하증·신경통'에 효과가 있다.

◈ 뿌 리 ◈

- 무즙을 '통풍*·류머티즘·어깨가 뻐근한 데·두드러기'에 습포제로서 붙인다.
- '기절'했을 때 무즙을 귀 속에 조금 흘려 넣으면 정신이 돌아온다.
- 무즙을 직접 먹이면 '떡'이 목구멍에 걸렸을 때 효과가 있다.
- 무즙을 입에 머금고 있으면 '충치·구내염'이 가라앉는다.
- 무즙을 거즈에 적셔 '여드름' 환부에 몇 번이고 갈아 붙인다.

- 무즙을 식전이나 식후에 마시면 '가슴앓이·만성 위염·위산 과다증·위하수*·설사·변비·경기·담석증·각기증'에 효과가 있다.
- 무즙 5~6방울을 콧속에 떨구면 '두통·코피·코막힌 데'에 효과가 있다.
- 무즙에 벌꿀과 식초를 타서 먹거나, 즙을 무명에 싸서 끝을 묶어 '두드러기' 환부에 바르면 좋다.
- 무즙에 생강즙을 섞어 따뜻하게 데워 마신다. 마시기가 거북하면 벌꿀이나 조청을 타서 마시면 된다. '담·기침·중풍 예방'에 효과가 있다.
- 무를 잘게 쳐서 뚜껑이 있는 용기에 넣고 그 위에 벌꿀을 넣는다. 무에서 수분이 나와 용기 상부에 투명한 맑은 물이 고이면 된 것이다. '기침·감기·천식·두통·기관지염·위약·숙취'일 때 적당량을 복용한다.
- 무를 둥글고 얇게 썰어 '어깨가 뻐근한 환부'에 직접 붙인다. 한 번에 5~6회 바꾸어 붙인다.
- 무를 적당한 크기로 썰어 말려서 달인다. 보리차를 끓이는 요령으로 절반 양이 되도록 달여서 차 대신으로 마시면 '신장병'에 효과가 있다.
- 무말랭이를 까맣게 구워 약간의 참기름을 섞어서 연고처럼 갠다. 이것을 '무좀' 환부에 바른다.

◈ 종 자 ◈

- 약간의 무씨를 잘 씹어서 삼키면 '복통'에 잘 듣는다.

부 추

구채 · 난총이라고도 불린다.

백합과의 여러해살이풀.

중국과 인도가 원산으로 우리나라 여러 곳에서 재배한다.

부추는 봄에는 잎이 부드러우며 '감기'를 예방하는 데 효과가 있다. 초여름 이후의 부추는 잎이 두껍고 질기므로 봄것이 적합하다. 부추는 소화 촉진제이기도 해서 마늘과는 달리 많이 먹어도 염려할 것이 없으며, 비타민 C가 가장 많이 들어 있다.

◆ 잎 ◆

● 부추 잎을 짠 즙을 작은 숟가락으로 1숟가락을 복용하면 '일사병'에 잘 들으며, 그 즙을 '치질 · 베인 데'에 발라도 효과가 있다.

◆ 줄기(구형인 것) ◆

● 줄기를 강판에 갈아서 섬유질이 들어 있는 채로 오블라토에 싸서 삼키면(냄새가 심하기 때문에) '설사 · 냉병'에 효과가 있다. 잎과 줄기를 삶아서 먹어도 효과는 같다.

● 줄기를 강판에 간 즙을 탈지면에 적셔 콧구멍을 막으면 '코피'에 효과가 있다. 말린 잎이나 줄기를 달여 마셔도 효과는 같다. 그리고 그 즙을 세면기에 담아(뜨거운 것) '무좀'의 환부를 담그고 뜨거운 즙을 몇 번이고 되풀이 바른다(즙이 식으면 끝

낸다). 1일 1회면 된다.

◈ 잎 · 줄기 · 뿌리 ◈

- 통째로 말린 부추 20g을 물 400cc에 넣고 절반 양이 되도록
  달여 헝겊으로 걸러서 마시면 '토혈 · 코피'에 효과가 있다.

◈ 종 자 ◈

- 부추의 씨 6g을 물 300cc에 넣고 절반 양이 되도록 달여서 뜨
  거울 때 헝겊에다 걸러 그 즙을 1일 3회로 나눈다. 식간에 따
  뜻하게 데워서 복용하면 '설사 · 강장 · 자양 · 식은 땀'에 효과
  가 있다.
- 부추 장아찌나 부춧국을 먹으면 정력에 좋다는 것을 아는 사
  람은 알고 있을 것이다.

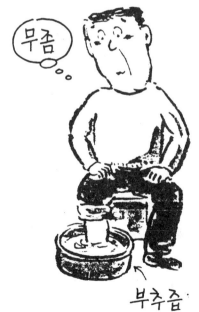

부추즙

산 초

조피라고도 한다.

운향과의 낙엽 활엽 관목.

8~9월에 자잘한 백색 꽃이 피며, 가을에 작고 동글동글한 열매가 녹갈색으로 익는다.

빈혈 성향이 있으며 스태미나 부족인 사람에게는 체력과 식욕을 촉진시켜 주는 향신료이다. 익은 열매는 구충약으로 예로부터 알려져 있다.

산초술은 건위·해독 작용에 효과가 있다.

◈ 잎 ◈

- 날잎을 직접 입으로 깨물어 씹으면 '타박상, 벌·독충에 쏘인 데' 해독 효과가 있다.

- 잎과 열매를 말린 것 10g에 200cc 물을 부어서 절반 양이 되도록 달여서, 그 물을 '타박상·요통·어깨가 뻐근한 데·삔 데·가벼운 동상' 환부에 찜질을 하면 효과가 있다.

- 어린 잎을 불에 그을려 빳빳이 되면 비벼서 밥에 얹어 먹으면 '냉병·피로 회복'에 효과가 있다.

- 잎과 열매의 껍질을 달여 무명 등으로 거른다. 그 물을 끓여 눅진한 물엿 모양으로 만든다. 그것을 빨아 먹으면 '위약·설사·식중독'에 효과가 있다.

◈ 열 매 ◈

- 산초의 씨를 햇볕에 말린다. 말린 씨 20g을 물 400cc에 넣어 절반 양이 될 때까지 약한 불에 달인다. 헝겊에다 거른 물을 하루 3회분으로 하여 식간에 따뜻하게 데워서 마시면 '건위 · 더위 먹은 데 · 관절염 · 위하수 · 위장 카타르 · 위확장 · 회충 박멸'에 효과가 있다.
- 껍질 10g 가량을 물 200cc에 넣고 절반 양으로 달여서 헝겊에 걸러 따뜻하게 데워서 마시면 '이뇨'에 효과가 있다.

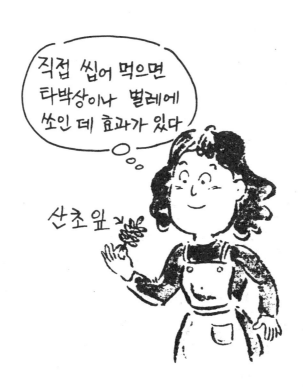

생 강

새앙·생이라고도 한다.

생강과의 여러해살이풀. 우리나라에서는 꽃이 피지 않으나, 열대 지방에서는 8월경에 꽃이삭이 달린다.

생강의 매운 맛 속에는 신경 마비 작용과 살균 작용이 있다. 건강(乾薑)은 뿌리를 쪄서 바람을 쐰 것인데, 냉병이나 설사·복통·구토증이 있는 사람이 복용하면 복부를 따뜻하게 하는 작용을 한다.

◈ 뿌 리 ◈

- 생강을 강판에 갈아서 식사 때마다 조금씩이라도 섭취하면 '빈혈'에 효과가 있다.

- '잠을 잘못 자서 아픈 부위'에 생강즙을 몇 번이고 그대로 비벼서 바르면 효과가 있다.

- 생강즙을 '살갗이 튼 데' 듬뿍 바른 다음, 그 위에다 거즈를 덮고 붕대를 해둔다.

- 생강즙을 세면기에 담고 뜨거운 물을 부어 고루 섞어 온습포를 한다. 찜질을 한 위로 마사지를 하면 효과가 배가 된다.

- 생강을 갈아서 즙을 내어 헝겊이나 거즈에 거른다. 그 즙에 물을 3~4배 가량 부어 따뜻하게 데운다. 적당한 온도가 되면 '동상' 환부를 담가 따뜻하게 한다. 따뜻한 물에서 환부를 꺼

낸 다음, 부드러운 헝겊으로 충분히 마사지를 한다.

- 생강즙을 따뜻한 녹차에 타서 마시면 '식욕 부진·설사·위하수·복통'에 효과가 있다.
- 생강즙에 파를 잘게 썰어 넣고 뜨거운 물을 부어 잠자기 전에 마시면 '감기'의 초기 증상에 효과가 있다.
- 생강즙을 헝겊이나 거즈에 걸러서 직접 좌우 어깨뼈 사이에 문질러 바르면 '천식 발작'에 효과가 있다.
- 헝겊에 거른 생강즙에 소주와 같은 알코올 도수가 높은 술을 붓고 고루 저어 섞는다. 그 즙을 탈지면에 묻혀 '탈모'인 살갗에 꼼꼼히 고루 바르면 발모 효과를 촉진한다.
- 생강을 갈아서 헝겊에 거른 즙을 뚜껑이 있는 병에 넣고, 생강즙과 같은 양의 참기름을 따라 골고루 섞는다. '류머티즘·신경통·어깨가 뻐근한 데·요통·기관지염·편도선염'의 환부에 몇 번이고 문질러 바른다.

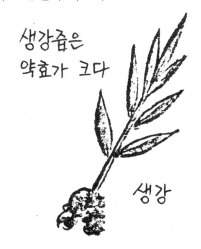

생강즙은
약효가 크다

생강

소 엽

차조기라고도 한다.

꿀풀과의 한해살이풀. 8~9월에 연한 자줏빛 꽃이 핀다.

들깨와 비슷하지만 잎에 자줏빛이 돌며 향기가 있다. 잎이 자줏빛이 아니고 녹색인 것을 청소엽이라고 한다. 청소엽은 꽃이 희고 향기가 보다 강하므로 약재로서 많이 사용한다.

한방에서는 입을 소엽, 종자를 자소자라고 한다.

중국·미얀마·히말라야 원산으로 옛날부터 재배했다.

소엽은 엽록소·비타민 A가 풍부하게 들어 있으며, 그 밖에도 많은 성분을 함유한 생명력이 왕성한 식물이다.

소엽술은 빈혈·정신 안정·저혈압에 효과가 있고, 소주에 절인 소엽(청소엽)은 신경통·류머티즘·요통·몸이 저리는 데 효과가 있다.

소엽도 알로에처럼 가정에서 재배를 하자.

◈ 잎 ◈

- 그늘에서 말린 소엽 잎을 가루를 내어 직접 밥에 쳐서 먹으면 '건강한 뇌'에 효과가 있다.
- 말린 소엽 잎 5g과 말린 귤껍질(진피) 5g을 물 200cc에 넣고 절반 양이 되도록 달여 따뜻할 때 마시면 '감기·기침'에 효과가 있다.

- 충분히 말린 소엽의 잎·줄기 20~30g을 헝겊 주머니에 넣고 주둥이를 단단히 묶어서 목욕할 때 욕제로써 몸을 따뜻하게 하면 '류머티즘'에 효과가 있다.
- 청소엽의 잎을 비벼서 그 즙을 '습진·가려운 데'에 바른다. 소엽·청소엽에는 강력한 방부 작용이 있으므로 '베인 데·백선*·버짐'에 비벼 짠 즙을 바른다. 소엽의 날잎을 그대로 먹어도 같은 효과가 있다. '해독'에도 효과적이다.
- 말린 소엽 잎 10g을 물 400cc에 넣고 절반 양이 되도록 달여서 거른 물을 마시면 '혈관을 깨끗하게 하는 작용'을 하며, 또 그 물로 항상 양치질을 하면 '구강염·편도선염·인두염'에 효과가 있다.

◈ 잎·종자 ◈

- 작은 숟가락 하나 정도의 소엽 씨 가루를 1회분으로 하여 물로 마신다. 또한, 잎을 말려 가루로 만든 것을 작은 숟가락으로 하나만큼 물컵에 넣고 뜨거운 물을 부어 마시면 '생선 중독'에 효과가 있다.
- 말린 잎이나 씨(어느 것이나 상관 없다)를 작은 숟가락으로 하나만큼 물 200cc에 넣고 절반 양이 되도록 달여 그 물을 식간에 1일 3회 마시면 '기침·감기·이뇨·건위·정신 안정'에 효과가 있다.

쇠귀나물

곡사(鵠瀉)·급사(及瀉)·자고(慈姑) 등의 이름이 있다.

택사과의 수생(水生) 여러해살이풀.

쇠귀나물은 원산지가 중국으로, 논에 재배하며 덩이줄기는 식용한다.

◈ 뿌 리 ◈

● 신선한 쇠귀나물 뿌리를 깨끗이 물에 씻어 껍질을 벗겨 녹즙기로 갈아 즙을 낸다. 그것을 '화상' 환부에 직접 고루 듬뿍 바르고, 그 위를 거즈 등으로 가볍게 누르면 환부가 싸늘해져서 '화상'의 통증이 한결 가시게 될 것이다.

20~30분이 지나면 발랐던 즙이 마르게 되므로 다시 환부에 즙을 바른다. 이것을 2~3회 되풀이한다.

시간을 들여서 되풀이하는 사이에 통증이 거의 사라지게 된다. 뿐만 아니라, 이 방법으로 '화상'을 고치면 흉터가 남는 일도 적다.

일반적으로 '화상'에는 알로에의 잎을 짠 즙을 바르지만, 쇠귀나물도 충분히 효과가 있으므로 시험해 보자.

쇠 뜨 기

양치식물 속샛과의 여러해살이풀.

들이나 밭에 흔히 난다.

땅속줄기와 땅위줄기가 있으며, 땅위줄기에는 영양줄기와 포자줄기가 있는데, 어린 포자줄기는 '뱀밥'이라 부르며 식용하고, 영양줄기는 민간에서 이뇨제로 쓰인다. 잎은 삼나무의 잎과 비슷하다.

◈ 잎 · 줄기 ◈

● 쇠뜨기의 잎과 줄기를 손가락으로 비벼서 즙을 내어 '옻이 오른' 환부에 바르면 효과가 있다.

◈ 줄기 · 뿌리 ◈

● 말린 쇠뜨기 20g을 물 400cc에 넣고 절반 양이 될 때까지 약한 불에 달여서 1일 3회로 나누어 식간에 마시면 '폐렴 · 이뇨 · 방광염 · 신장염 · 수종'에 효과가 있다.

● 달인 물로 양치질을 하면 '거담'에 좋다.

수 박

서과(西瓜) · 수과(水瓜) · 워터 멜론(water melon)이라고도 한다.
박과의 한해살이 덩굴풀. 여름에 담황색 꽃이 핀다.

아프리카 원산으로 고대 이집트 시대부터 재배되었다고 하며,
우리나라에는 조선시대에 수박 재배에 대한 기록이 있다.

◈ 열 매 ◈

● 수박을 그대로 먹거나 주스로 해서 마시거나 '이뇨 · 부종 · 신
장염'에 효과가 있다.

● 수박을 먹고 난 뒤, 하얀 살이 나올 정
도로 껍질을 도려 낸다. 껍질 안쪽의
하얀 살 부분으로 얼굴이나 손발을 골
고루 문지르면 '피부를 아름답게 하는
데' 효과가 있다.

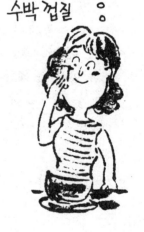

◈ 종 자 ◈

● 말린 수박씨 5g을 물 200cc에 넣고 절
반 양이 되도록 달인다. 그 물을 1일 3
회로 나누어 식간에 마시면 '해열 · 변
비'에 효과가 있다.

양 하

생강과의 여러해살이풀. 높이 40~100cm, 8~10월에 노란 꽃이 핀다.

열대 아시아 원산이며 남쪽에서 재배한다. 꽃이 피기 전의 꽃줄기를 식용으로 하고, 봄철에는 잎이 피기 전의 줄기를 식용으로 한다. 특이한 향기가 있어 땅속줄기는 향미료로 쓰인다.

다진 양하는 세균 번식이 어렵기 때문에 방부제 역할을 한다.

◈ 꽃 ◈

● 양하의 꽃은 피고 나서 몇 시간이면 시들어 버린다. 꽃에서 짠 즙을 다량으로 복용하면 '복어 중독'에 잘 듣는다.

◈ 잎·줄기 ◈

● 날잎을 모아 부대에 채워 넣어 욕조 안에 넣고 목욕을 하면 '냉병·치질'에 매우 좋다.

● 말린 잎 10g을 물 400cc에 넣고 절반 양이 되도록 달인다. 그리고 따뜻한 물을 '가벼운 동상'에 바르면 효과가 있다.

◈ 뿌리 ◈

● 10g을 물 500cc에 넣고 절반 양이 되도록 달여 마시면 '복통·이뇨'에 효과가 있다.

● 양하는 여름 것이 향기도 좋으며, 영양은 별로 없지만 '식욕 증진제'가 된다.

순 무

만청(蔓菁) · 무청(蕪菁) · 제갈채(諸葛菜)라고도 한다.

겨잣과의 한해살이풀 또는 두해살이풀. 봄에 노란 꽃이 핀다.

유럽이 원산이며 중국으로부터 우리나라에 들어온 채소이다.

순무의 잎은 녹황색, 뿌리는 담색 채소인데, 무와 마찬가지로 소화 흡수를 촉진하는 아밀라아제가 다량으로 함유되어 있고 비타민을 많이 함유한 중요한 채소다.

부드럽고 단맛이 있는 것은 10월 경의 순무이다.

◈ 잎 ◈

- 순무의 잎에는 '해열 작용'이 있으므로 감기가 들었을 때 시험해 보자.
- 말린 잎 10g을 400cc의 물에 넣고 절반 양이 되도록 달여 즙을 마시면 '간염 · 숙취'에 효과를 얻게 된다

◈ 뿌 리 ◈

- 순무의 즙을 '가벼운 동상' 환부에 흠뻑 바른다. 또한, 그 즙을 헝겊에 걸러 물컵의 절반 양을 1회분으로 하여 1일 2~3회 복용하면 '목이 쉰 데 · 복통'에 효과가 있다.
- 소금을 약간 넣은 순무즙을 '종기'가 난 데에 바르면 효과가 있다.
- 순무를 쪄서 말린다. 충분히 건조가 되면 가루를 내어 2~3g

을 1회분으로 하여 복용하면 '간염·숙취'에 잘 듣는다.

◆ 종 자 ◆

- 씨를 막자 사발에 넣어 잘게 빻아서 가루를 낸 다음 식초를 적당량 넣고 반죽한다. 이 반죽을 1일 3회 '탈모증' 환부에 바른다.

- 씨의 기름을 작은 숟가락으로 하나씩 1일 3회 식간의 공복에 복용하면 '안정 피로·황달'에 효과가 있다.

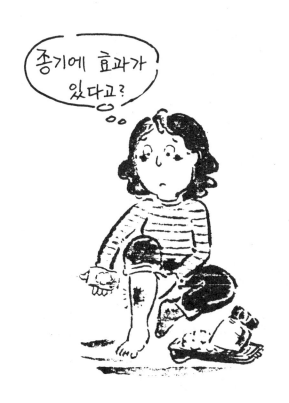

시 금 치

적근채(赤根菜)·파릉채라는 이름도 있다.

명아줏과의 한해살이풀 또는 두해살이풀.

아시아 서남부 원산이며, 채소로 재배한다.

시금치는 일반적으로 함유 성분 옥살산이 유해하다고 하지만, 데치거나 뜨거운 물에 담갔다 내면 안심하고 먹어도 된다. 시금치에는 비타민 A와 철분이 많이 함유되어 있는데, 철분은 체내에 들어가면 혈액을 만드는 중요한 성분이다.

'뽀빠이가 좋아하는 시금치'라고 말하는 것처럼, 우리들의 건강에는 빠져서는 안 될 채소 중의 하나이다.

먹는 방법은 주스를 만들거나 데치거나 날로 먹거나 삶거나 계란 등과 함께 쪄서 먹는 등 다채롭다. 유색 채소이며 당질이 적은 시금치는 잎·줄기를 함께 요리할 수 있다.

겨울철 시금치는 여름철 것보다 영양가가 높으므로 날것이건 즙이건 듬뿍 먹도록 하자.

◆ 잎·줄기 ◆

● 채소 전체를 이용하여 되도록 날것에 가까운 상태에서 주스를 만들어 마시면 '위의 소화 촉진·위궤양의 예방', 그리고 '빈혈'에는 엽록소가 혈액을 만드는 역할을 한다. '류머티즘·통풍'에는 인체에 유해한 요산을 분리 배설시키는 작용의 효과

가 크다.

나물을 해서 먹으면 시금치의 섬유를 먹을 수 있어서 '변비 예방'이 되며, 비타민 A의 작용으로 피부의 저항력을 높여 '피부가 거칠어지는 데, 여드름 예방'에 크게 소용이 된다.

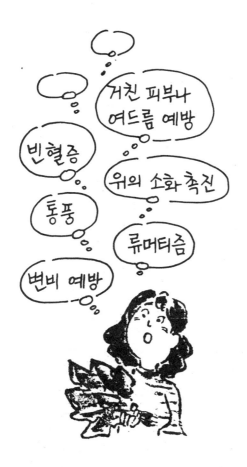

쑥 갓

동호라고도 한다.

국화과의 한해살이풀 또는 두해살이풀.

쑥갓에는 비타민 A·C·K, 칼슘이 많이 들어 있다. 함유 성분의 작용은 예로부터 위장을 튼튼하게 하는 것으로 알려져 왔다.

쑥갓은 잎이 부드럽고 향기가 국화와 비슷하기 때문에 사람에 따라서 선호가 다르겠지만, 이용 방법에 따라서는 무난할 것이다. 칼슘이 풍부한 채소이므로 '허약 체질'인 사람은 꼭 먹었으면 하는 채소이다.

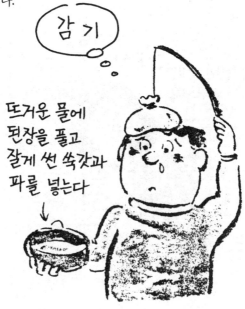

◈ 잎 · 줄기 ◈

● 쑥갓의 잎과 줄기를 뜨거운 물에 데친다. 부드러워지면 흐물흐물해질 정도로 강판에 간다. 굳지 않도록 데친 물을 조금 뿌린다. 카레라이스나 스튜처럼 다소 뻑뻑한 수프를 만들어 따뜻할 때 마신다. '설사 기미'에 효과가 있으며 '빈혈 기미'에도 잘 듣는다.

◈ 줄 기 ◈

● 쑥갓 잎과 파를 잘게 썰어 적당량을 사발에 담고 염분이 적은 된장을 작은 숟가락으로 하나 정도를 넣는다. 그리고 뜨거운 물을 부어 마시면 '감기'에 효과가 있다.

쑥갓에는 영양이 있고 파에는 발한* 작용이 있으므로 부작용에 대한 우려가 없으며, 감기약 특유의 졸음이 올 걱정도 없다.

양 파

옥총이라고도 불린다.

백합과의 여러해살이풀.

원산지는 아시아 서부 또는 지중해 연안이라고 추측하고 있으며, 4,000년 이전부터 중요시되어 온 채소의 하나이다.

양파는 주로 땅 속의 비늘줄기를 식용으로 하는데, 매운 맛과 특이한 향기는 이황화프로필·황화알릴 등의 화합물 때문이며, 생리적으로 흥분·발한·이뇨 등의 효과와 소화액의 분비 촉진 효과도 있다.

날양파에는 칼슘·인산 등의 미네랄이 함유되어 혈액 중의 유해물을 깨끗이 하는 작용이 있다. 잎에는 비늘줄기에 비해 전당 에너지는 적은 편이다.

◆ 줄 기 ◆

- 양파를 얇게 썰어 날것으로 먹으면, 위장의 작용을 촉진시켜 심장 활동을 원활하게 하므로 스태미나도 저절로 강화된다.
- 즙을 짜서 바르면 '화상'에 좋다.
- 양파를 잘게 썰어 국이나 찌개에 넣어 먹으면 '가슴 질환'을 가시게 한다.
- 양파의 성분은 담석을 녹인다고 한다. 날것을 먹으면 '담석증'에 효과가 있다.

● 양파 1개를 잘게 썰어 생강 1조각을 간 즙과 섞어서, 그 즙과 함께 약 600cc의 물을 부어 3분의 1 정도가 되도록 달여서 뜨거울 때 마시면 '가슴 질환·허약 체질'에 효과가 있다.

◈ 껍 질 ◈

● 얇은 갈색 막질의 겉껍질 20g을 400cc의 물을 넣고 약한 불에 절반 양이 되도록 달인다. 이 물을 1일 3회로 나누어 마시면 '고혈압·어깨가 뻐근한 데·동맥경화'에 좋으며, 비타민 P의 효과로 혈관 강화도 된다.

● 말린 겉껍질 가루 2~3g을 복용하면 '항알레르기·습진·천식·위궤양·가벼운 감기'에 효과가 있다.

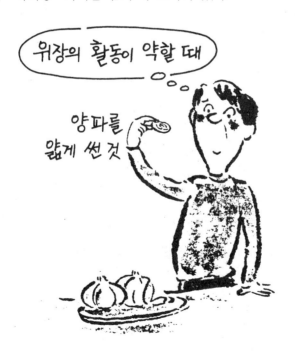

연　꽃

뇌지(雷芝) · 연이라고도 한다.

수련과의 여러해살이 물풀. 7~8월에 지름 20cm 가량의 붉은 색이나 흰색 꽃이 핀다.

인도에서 중국을 거쳐 들어온 오랜 역사를 가진 연꽃은 연못에서 자라고 논밭에서 재배하기도 한다.

땅속줄기와 어린 잎은 먹으며, 씨는 연밥이라 하고 약용한다. 구멍이 많은 뿌리는 연근이라고 하며, 비타민과 미네랄의 함량이 비교적 높아 저냐 · 죽 · 정과, 그리고 그 밖의 요리에 많이 이용되고 있다.

◈ 잎 ◈

- 말린 연잎을 2~3cm 가량으로 잘라 둔다. 말린 연잎 20g을 물 400cc에 넣고 절반 양이 될 때까지 약한 불에 달여서 거른 물을 1일 3회에 나누어 식간에 마시면 '지혈 · 해열 · 야뇨증 · 정신 안정'에 효과가 있다.

- 연잎을 막자 사발에 넣어 으깨듯이 갈아서 흐물흐물해지면 소금을 조금 넣어 반죽한다. 이것을 '단독' 환부에 바르면 효과가 있다.

- 날잎을 까맣게 태워서 가루를 낸다. 그 가루를 1일 3회, 1회에 2~3g을 물로 복용하면 '유방 통증'에 효과가 있다.

◈ 잎 · 줄기 · 뿌리 ◈

- 연의 잎과 줄기 · 뿌리를 잘게 썰어 찬밥과 함께 넣어 죽을 끓인다. 이 죽은 '빈혈 · 강장 · 고혈압 · 심장병 · 건위'에 효과가 있다.

◈ 뿌리(연근) ◈

- 뿌리를 강판에 갈아서 즙을 만들어 헝겊에 거른 다음, 따뜻하게 데워서 1회분 컵으로 한 잔을 마시면 '설사 · 숙취 · 피로회복 · 게 중독'에 효과가 있다.

- 뿌리를 갈아서 헝겊에 거른 즙을 1회량인 물컵으로 한 잔씩하루 3회 그대로 마시면 '저혈압 · 토혈 · 폐렴 · 위궤양 · 기관지 천식'에 효과가 있다.

- 뿌리를 갈아서 헝겊에 거른 즙을 2~3방울 콧구멍에 떨구면 '코피 · 코막힌 데'에 효과가 있다.

- 뿌리를 짠 즙을 헝겊에 걸러 벌꿀을 타서 1일 3회 식간에 1회량분 컵의 절반 정도를 마시면 '감기'에 효과가 있다.

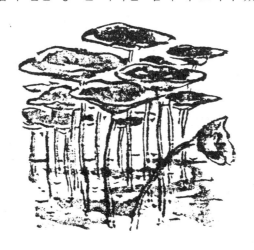

염 교

백합과의 여러해살이풀.

중국이 원산지이며 파·산달래·마늘과 같은 효험이 있다. 비늘줄기는 매운 맛이 있어 절여서 먹는다.

◆ 줄 기 ◆

- 날염교를 그대로 구워 먹으면 '구충제·정장제' 효험이 있다.
- 날것을 막자 사발에 넣어 으깨어 그 즙을 '무좀·백선'의 환부에 고루 문질러 바르면 좋다.
- 날염교를 잘게 썰어 넣은 뜨거운 된장국을 잠자기 전에 마시면 '감기'에 효과가 있다.

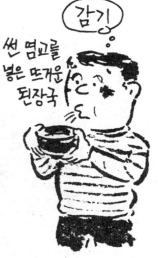

- 날뿌리를 막자 사발에 넣어 으깨어 즙을 만들어 헝겊에 거른 다음, 면봉에 듬뿍 묻혀 '편도선염'이 있는 목구멍 안에 바른다. 그 즙을 4~5배로 물에 타서 양치질을 해도 효과가 있다.

옥 수 수

강냉이·옥촉서(玉蜀黍)·옥고량(玉高粱)이라고도 한다.

볏과의 한해살이풀. 높이 2.~3m.

멕시코에서 남아메리카 북부 지역이 원산지이다.

옥수수의 단맛은 줄기를 자르고부터 5~6시간이면 반감한다. 시간이 지날수록 당분이 전분으로 변해서 열매알이 딱딱해진다. 갓 딴 것일수록 맛이 있다.

◈ 열 매 ◈

● 옥수수 알을 까서 막자 사발에 빻아 물이나 우유를 넣고 수프를 만든다. 마시기 전에 파슬리를 잘게 쳐서 넣어 마시면 '동맥경화·위하수·위장병·소화 불량'에 효과가 있다.

◈ 수염(암술대) ◈

● 말린 옥수수 수염 10g과 물 400cc를 넣어 절반 양이 될 때까지 약한 불에 달여 뜨거울 때 거른다. 달인 물을 1일 3회에 나누어 식간에 마시면 '이뇨·당뇨병·신장병'에 효과가 있다.

● 말린 옥수수 수염에 말린 석결명(콩과)·질경이를 조금 많이 넣어 달여서 차 대신에 항상 마시면 '이뇨·강심·방광염·부증·각기'에 효과가 있다.

오 이

물외 · 호과(胡瓜) · 황과(黃瓜)라고도 한다.

박과의 한해살이 덩굴풀.

원산은 인도 서북부이지만 일찍부터 우리나라 서민들의 식생활 속에 들어와 있는 채소이다. 비타민 A · B · C가 들어 있으며 칼륨 · 미네랄도 충분히 함유하고 있다.

◆ 잎 ◆

● 날잎을 비벼서 그 즙을 '탈모'하려고 하는 부위에 바른다.

● 날잎을 비벼서 그 즙을 양발바닥 장심에 바르거나, 강판에 갈아 즙을 만들어 마시면 '더위 먹은 데 · 가슴앓이 · 불쾌감'에 효과가 있다.

◆ 열 매 ◆

● 날오이를 갈아 으깨어 그 속에 밀가루와 후춧가루를 섞어 반죽한다. '타박상'에 붙이면 효과가 있다.

● 오이를 강판에다 갈아 으깬다. 그 즙을 '화상 · 가벼운 동상 · 땀띠' 환부에 바른다.

● 오이를 둥글게 썬다. '허약 체질 · 불면증'인 사람은 발바닥에 그 즙을 바른다. '주근깨'로 고민하는 사람은 느긋하게 그 즙을 바르자. '피부가 거친 데 · 미용'에도 효과가 있다.

● 오이를 세로로 잘라 말린다. 충분히 말린 오이 20g 정도를

200cc의 물에 넣고 절반 양이 될 때까지 약한 불에 달인 다음, 그 물을 세 번 나누어 식간에 마시면 '심장병·신장병'에 효과가 있다.

◈ 종 자 ◈

● 오이 씨 10g을 200cc의 물에 넣고 절반 양이 될 때까지 약한 불에 달여서 그 물을 1일 3회로 나누어 마시면 '감기·기침'에 효과가 있다. 씨는 꽃가게나 종자 가게에서 구입할 수 있다.

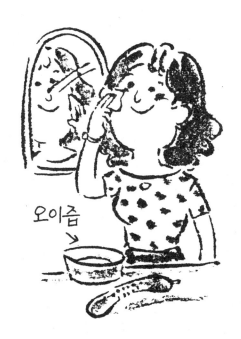

오이즙

우 엉

우방이라고도 한다.

국화과의 두해살이풀. 7월에 자줏빛이나 흰빛의 꽃이 핀다.

우엉의 어원은 모양이 소의 꼬리를 닮았다 해서 그런 이름이 붙었다고 한다.

잎에는 비타민 C가 들어 있고, 뿌리에는 섬유가 많아서 장의 활동을 돕는다. 우엉은 유색 채소이며 당질이 약간 많은 채소이다. 단, 주의해야 할 것은 우엉 속에는 '종기·상처'의 화농을 조장하는 성분이 함유되어 있기 때문에 그러한 증상일 때는 먹지 않아야 한다.

◈ 잎 ◈

- 우엉 잎을 짠 즙은 '식중독'일 때 구토제로 쓴다.
- 우엉의 날잎을 으깨어 짠 즙을 '독충에 쏘인 상처'의 환부에 바르면 효과가 있다.
- 우엉의 날잎 몇 장에 소금을 조금 넣어 흐물흐물하게 될 때까지 으깨어 습포제로서 '관절염·염증'의 환부에 붙인다.
- 날잎을 갈아 으깬 것에다 쌀죽을 넣고 저어서 '유방염' 환부에 붙이면 효과가 있다.

◈ 뿌 리 ◈

- 우엉을 삶아 먹을 때는 곤약과 배합하면 우엉의 섬유를 분해

하여 '변비'에 좋은 결과가 생긴다.

● 우엉을 물에 씻어 강판에 갈아 즙을 만들어 마시면 '가래가 차는 데'에 효과가 있다. 또 물컵으로 2잔 정도 그 즙을 마시면 '맹장염'에도 좋다.

◆ 종 자 ◆

● 씨 10g에 400cc의 물을 붓고 절반 양이 될 때까지 약한 불에 달여 그 물을 하루 3회로 나누어 마시면 '해열제'가 된다. 그리고 그 즙으로 양치질을 하면 '치통'을 멎게 하는 데 효과가 있다.

● 씨 5g을 물 200cc에 넣고 달여 마시면 '생리 불순·모유 부족'에 효과가 있다.

● 씨를 빻은 가루 10g에 물 400cc를 붓고 절반 양이 되도록 달여서 1일 3회에 나누어 마시면 '목구멍 아픈 데·종기·손발이 부은 데'에 효과가 있다.

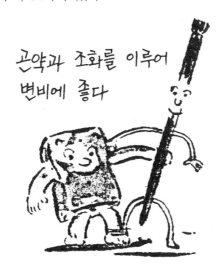

곤약과 조화를 이루어
변비에 좋다

죽 순

대순·죽태라고도 한다.

죽순은, 볏과의 여러해살이 식물인 죽순대의 땅속줄기에서 돋아나는 어린 싹이다.

천연이며 맛이 좋은 죽순은 4~5월에 걸쳐서 수확된다. 굵고 뭉툭한 것이 맛이 있다고 되어 있으며, 껍질이나 밑동의 울퉁불퉁한 돌기가 하얀 것이 신선한 것이다. 캐서 곧 먹을 때는 회로 먹어도 되는데, 이와 혀에 닿는 감촉이 각별하다.

상점에서 팔고 있는 것은 신선한 것인지 오래 된 것인지 구별하기가 어려운 것도 있으므로 잘 익혀서 먹도록 하자.

예로부터 죽순은 영양가가 없다고 말해 왔다. 물론 수분도 많고 칼로리도 적지만 생각 이상으로 비타민 $C \cdot B_2$, 인, 산화칼슘 성분도 들어 있으므로, 비만형인 사람에게 식사의 벗으로 권할 수 있는 식품이다.

◈ 줄 기 ◈

● 죽순의 비늘 모양을 한 껍질을 깨끗이 벗긴 다음, 줄기를 되도록 잘게 썬다. 콩소메*와 같은 말간 수프에 듬뿍 넣어 따뜻할 때 마시면 맛도 있을 뿐 아니라, '강장·각기·변비·이뇨' 등에 효과가 있다.

또한, 어린이가 '홍역'에 걸려 발진이 되지 않고 고열과 기침

으로 고통을 받을 때, 이 수프를 마시게 하면 '홍역 발진'이
나타나서 순조롭게 홍역을 치를 수 있는 효과가 있다.

◈ 껍 질 ◈

- 죽순 껍질을 한 장 한 장 펴서 충분히 시일을 들여 그늘에서
  말린다. 말린 죽순 껍질 10g과 물 400cc의 비율로 하여 물이
  절반 양이 될 때까지 삶는다. '감기·유행성 감기·폐렴'에 걸
  렸을 때, 이 물을 따뜻하게 데워서 마시면 효과가 있다.
  생껍질을 달이면 효과가 적으므로 미리 그늘에 말린 껍질을
  준비해 두는 것이 좋다.

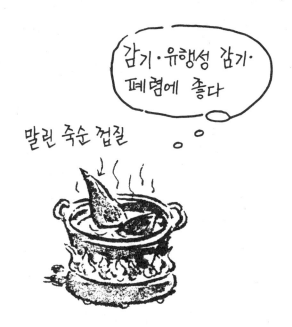

감기·유행성 감기·
폐렴에 좋다

말린 죽순 껍질

참 깨

백지마(白芝麻)·백호마(白胡麻)·진임(眞荏)이라고도 한다.

참깨과의 한해살이풀. 높이 1m, 7~8월에 백색 바탕에 연한 자줏빛이 도는 꽃이 핀다.

인도·아프리카가 원산이라고 하며, 우리나라에는 중국에서 전해져 온 것이다. 씨는 흰색·흑색·노랑색의 세 종류가 있는데, 알칼리성이며 철분과 단백질을 많이 함유하고 있어서, 위가 약한 형으로 살이 찌지 않는 사람은 특히 많이 먹는 편이 좋다.

◈ 열 매 ◈

● 빻은 깨 7에 소금 3의 비율로 깨소금을 만들어 밥이나 날채소에 뿌려 먹으면 '피로 회복·모유 부족·위장병'에 좋다.

● 깨소금을 엽차에 적당량 넣고 끓여 차 대신에 마시면 '생리 불순'에 효과가 있다.

◈ 참기름 ◈

● 5~6방울을 1일 3회 식간에 먹으면 '폐결핵·동맥경화'에 효과가 있다.

● 4~5방울을 귓구멍에 넣으면 '이루*'에 효과가 있다.

● '젖꼭지를 물렸을 때, 화상, 종기'에 효과가 있다.

● 작은 숟가락으로 하나를 먹으면 '패류·오징어 중독'에 효과가 있다.

참 마

마과의 여러해살이 덩굴풀. 여름에 흰 꽃이 핀다.

산지에서 자라는데, 함남과 중부 이남 및 일본 등지에 분포한다.

가을의 햇참마는 쓴맛이 강하므로 겨울철 참마가 맛이 좋다. 햇참마를 흐물흐물하게 하여 먹으려면 11월 이후의 것으로 한다.

마류 중에서도 날것으로 먹을 수 있는 것은 녹말 가수 분해 효소(아밀라아제)를 많이 함유하고 있는 것이다. 샐러드 · 초무침으로도 한번 해먹어 보면 어떨까 한다.

◈ 뿌 리 ◈

- 참마를 갈아서 말간 장국을 끓여 먹으면 '강장 · 건위 · 만성 위염 · 위장병 · 설사'에 효과가 있다.

- 참마를 갈아서 헝겊이나 거즈에 발라 부스럼 등에 붙이면 '고름을 빨아내는 데' 효과가 있다.

- 참마를 간 즙을 '가벼운 동상 · 화상 · 종기'의 환부에 직접 바르면 효과가 있다.

- 참마즙에 벌꿀을 섞고 뜨거운 물을 부어서 따뜻할 때 마시면 '감기 · 기침'에 효과가 있다.

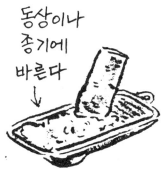

동상이나 종기에 바른다

콩

대두(大豆)라고도 부른다.

콩과의 한해살이풀. 높이 60~100cm쯤, 여름에 흰색이나 보라색의 작은 꽃이 많이 핀다.

중국이 원산으로 한국·만주·아메리카·아프리카 등지에서 재배한다.

단백질을 많이 함유한 콩이 두부·간장·된장의 원료라는 것은 누구나 다 잘 알 것이다. 콩은 중성 식품이다. 비타민 B_2·판토텐산·콜린의 함유량이 많으므로 뇌졸중 성향(혈압이 높은 사람)인 사람이 먹으면 좋다.

◈ 열 매 ◈

- 콩을 원료로 하여 만드는 두부·두유 등을 상식하면 '동맥경화'를 예방하는 데 효과가 있다.

- 두유를 집에서 두즙으로 만든다. 먼저 콩을 쪄서 절구에 빻아 여과기로 거른 즙을 2~3배로 묽게 한다. 이것을 두유와 같은 방법으로 마시면 '신장 기능 부활제'가 되어 '피부를 아름답게 하는 데' 효과가 있다.

토 마 토

일년감이라고도 한다.

가짓과의 한해살이풀. 여름에 노란 꽃이 핀다.

남아메리카 열대 원산으로, 밭에 흔히 재배한다.

토마토는 담색 채소이며 당질이 약간 많은 비타민의 덩어리로 카로틴이 많은 채소이다. 특히 '폴산(비타민 M)'은 체내에 피를 만들어내는 작용을 왕성하게 하므로 빈혈 방지에는 최고라고 하겠다.

◈ 열 매 ◈

- 토마토에는 폴산이 있어서 조혈 작용을 촉진시켜 '빈혈 방지'가 된다.
- 토마토의 비타민 B_6와 P의 효력으로 지방의 소화가 촉진되어 간장의 부담을 덜어 준다. 그리고 혈액이 정화되어 해독·순환기 계통의 활동이 촉진되므로 '강간제(強肝劑)'로서의 효과와 '고혈압·동맥경화'가 예방된다. '미용'에도 소용이 된다.
- 비타민 B군의 작용으로 '피부병·당뇨병'에 효과를 나타낸다.
- 각종 유기산이 음식물의 소화를 촉진하여 소화액의 분비를 촉진시키므로 '피로 회복·위장병'에 효과가 있다.
- 토마토의 즙으로 세수를 하면 '피부가 거칠어지는 것'을 방지한다.

토　란

땅토란·우자(芋子)·토련(土蓮)이라고도 한다.

천남성과의 여러해살이풀.

따뜻하고 습한 곳에서 잘 자라며, 중부 이북에서는 재배가 곤란하다. 땅 속에 살이 많은 알줄기가 있으며, 뿌리줄기는 '토란'이라 하여 잎자루와 함께 식용한다.

토란은 땅딸막하고 흙이 묻은 것이 무난하다. 소금을 손에 문지르고 조리를 하면 토란 특유의 가려움을 예방할 수 있다.

토란에는 소화 효소, 해독 작용도 있다.

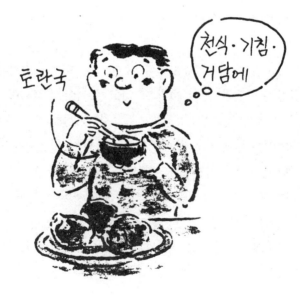

◈ 뿌 리 ◈

- 적당한 크기로 잘라서 된장국에 넣어 먹으면 '거담·천식·기침'에 효과가 있다.
- 토란을 강판에 갈아 즙을 내어 '독충에 쏘인 데·동상·화상'에 바르면 효과가 있다.

◈ 껍 질 ◈

- 토란의 껍질을 벗겨 충분이 말린 것 15g 가량을 물 400cc에 넣고 절반 양이 될 때까지 약한 불로 달인다. 따뜻할 때 헝겊이나 거즈에 걸러서 그 물을 1일 3회로 나누어 식간에 따뜻하게 데워 마시면 '신경통'에 효과가 있다.

* 토란 줄기는 우경(芋莖)이라 해서 알려져 있다.

파

백합과의 여러해살이풀. 여름에 백록색의 꽃이 핀다.

원산지는 중국 서부로 추정되며, 동양에서는 예로부터 중요한 채소로 재배하고 있으나 서양에서는 거의 재배하지 않는다.

특이한 냄새와 맛이 있는 파를 날것으로 먹으면 소화액의 분비를 촉진시킨다.

녹색 부분에 비타민이 많은 알칼리성인 채소로, 칼슘·염분 등의 함량이 많아 식용·약용하며, 발한 작용이 있다.

◈ 줄 기 ◈

- 파를 된장에 찍어 먹으면 '만성 위염·위장병·냉병'에 효과가 있다.
- 흰 부분의 끈적한 곳을 코 가까이에 대고 몇 번이고 코로 심호흡을 하면 '코 막히는 것'이 좋아진다. 또 '진해'에도 효과가 있다.
- 흰 부분의 껍질을 벗겨 적당한 넓이로 잘라서 '여드름' 환부에 붙인다. 끈적끈적한 부분을 붙이기 때문에 쉽게 붙는다.
- 가는 파의 흰 부분을 2~3cm 길이로 잘라서 귓구멍에 넣으면 '귀의 염증'에 잘 듣는다. 체온으로 파가 부드러워지면 새것으로 교환한다.
- 흰 부분을 숯불로 태워 속의 끈적거리는 것이 따뜻해지면 그

것을 까서 '못 · 물집'에 붙이면 효과가 있다.

- 흰 부분을 으깨어 벌꿀을 섞어 반죽한다. 그것을 헝겊에 발라 '하반신이 부운 데 · 방광염' 환부에 찜질을 하면 효과가 있으며, 이뇨에도 잘 듣는다.

- 흰 부분을 아주 잘게 썰어 역시 잘게 썬 당근 · 감자와 함께 물에 삶아서 그 물을 마시면 '폐병 병후의 쇠약 · 허약의 영양'이 된다.

- 흰 부분을 썰어 된장국에 듬뿍 넣어 마시면 '감기 · 변비'에 효과가 있다. 염분이 적은 된장을 사용하면 '불면증 · 두통 · 건위 · 정장 · 해열'에도 효과가 있다.

- 흰 부분을 듬뿍 넣어 끓인 죽을 따뜻할 때 먹으면 '설사'에 잘 듣는다.

- 흰 부분을 세로로 반으로 잘라 부드러워질 때까지 꼼꼼이 비빈다. 그리고 부드러워진 파를 '화상' 환부에 붙여 둔다.

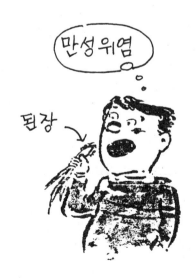

호 박

남과(南瓜)라는 별칭도 있다.

박과의 한해살이 덩굴풀. 여름에 종 모양의 노란 꽃이 핀다.

호박은 카로틴, 비타민 $B_2 \cdot C$가 듬뿍 들어 있는 녹황색 채소이며 저칼로리이기 때문에 약간 과식을 해도 걱정할 것이 없다. 삶거나 볶거나 부쳐서 먹지만 그라탱을 해도 좋다.

◈ 꽃·잎 ◈

● 호박은 꽃이건 잎이건 상관 없다. '벌레에 쏘인 데'는 손으로 비벼서 바르면 잘 듣는다.

● 호박잎을 그늘에서 바싹 말려서 가루를 낸다. 그 가루를 작은 숟가락 하나를 1회분으로 하여 1일 3회 식간에 복용한다. '회충·촌충 박멸'에 효과가 있다.

◈ 열 매 ◈

● 산뜻한 맛으로 삶은 호박을 먹으면 '허약 체질·당뇨병·빈혈'에 매우 효과가 있다.

● 얇게 썰어 구운 호박은 '거담'에 효과가 있다.

● 날호박 적당량을 으깨어서 거즈나 종이에 발라 '단독' 환부에 붙이면 효과가 있다.

◈ 뿌 리 ◈

● 뿌리를 햇볕에 말려서 잘게 썬다. 뿌리 20g과 물 500cc를 넣

고 절반 양이 되도록 달여 따뜻할 때 차처럼 마시면 '각기'에 잘 듣는다.

◈ 종 자 ◈

- 냄비나 프라이팬에 씨를 볶아서 까먹으면 '모유 부족·고혈압'에 효과가 있다.
- 씨를 새까맣게 태워서 벌꿀에 버무려 먹으면 '목구멍병'을 방지한다.
- 씨 20g을 400cc의 물에 넣고 약한 불로 절반 양이 될 때까지 달인다. 달인 물을 1일 3회로 나누어 식간에 마시면 '부증'에 효과가 있다.
- 씨 20g 정도를 200cc의 물에 넣고 절반 양이 되도록 달인다. 달인 물을 1회분으로 하여 1일 1회 공복에 마시면 '회충·촌충 박멸'에 잘 듣는다.

♀ 씨의 건조는 태양열로 충분하다.

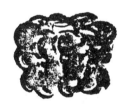

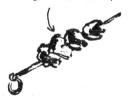

얇게 썬 호박
기침을 멎게 하는 데
효과가 있다

건강 채소 안내

선택 방법과 보존 방법

가　　지 자루가 손가락으로 쉽게 꺾이는 부드러운 것이 좋다. 가을 가지는 육질이 죄어서 씨가 적고 껍질이 부드러워 여름철 가지보다 맛이 있다. 가지는 빨리 시들기 때문에 쓸모가 없어져 버리는 일이 많아서 건조가 큰 적이다. 1개씩 랩에 싸서 냉장고에 넣어 둔다.

고　구　마 보존하는 데는 15℃ 전후가 좋으므로 냉장고는 적당하지 않다. 비타민 C가 여름밀감 못지않게 많다. 삶거나 굽거나 영양가를 잃지 않는 귀중한 만능 채소이다. 장기간 저장하여 수분이 적어진 고구마는 더욱 맛이 있다.

독　　활 독활의 껍질은 섬유가 딱딱하므로 약간 두껍게 벗긴다. 지금 나오고 있는 것은 재배한 것이다. 산두릅은 키가 크고 자극적인 쓴맛이 강하다. 희고 굵으며 이삭 끝이 싱싱한 것이 좋다. 쓴맛을 제거할 때, 식초를 탄 물에 담가 두면 변색을 방지할 수 있다. 벗긴 껍질은 찢어서 볶아 간장과 설탕으로 졸이면 좋다.

마 늘   마늘은 그물 주머니나 헌 스타킹에 넣어 바람이 잘
통하는 그늘에 매달아 보존한다. 햇마늘이 나오는
것은 5~6월이다. 값이 쌀 때 몰아서 사두면 매우
편리하다. 간장이나 벌꿀에 재두면 보존이나 건강
식으로 좋다. 날것을 보존할 때, 어두운 곳에서는
싹이 나기 쉬우므로 주의할 필요가 있다.

머 위   머위의 대는 머위의 꽃망울과 그리고 쌉쓰레한 맛
과 냄새가 봄을 부른다. 머위의 대는 산채의 강한
자극을 즐기며 이른 봄을 먹는다. 나물, 튀김, 무침
을 즐겼으면 한다. 머위는 96%가 수분이며 영양이
적다. 그러나 머위의 대는 비타민류를 다량으로 함
유하고 있다.

무   표면이 울퉁불퉁한 무는 '바람'이 들기 시작하고
있는 것으로 알면 된다. 김장무는 늦은 가을이 수
확기이다. 살갗이 희고 매끈하며 무게가 있는 것이
좋다.

부 추   부추는 봄이 제철이다. 봄에는 잎이 얇고 부드러운
데 비해 초여름 이후의 것은 잎이 두껍고 딱딱하
다. 냄새가 좋은 다른 채소와 마찬가지로 황화알릴
이 함유되어 있어서 소화 촉진 작용을 해준다. 마
늘과는 달리 대량으로 먹을 수가 있다. 보존은 물
에 적신 신문지에 싸서 냉장고에 넣어 둔다.

순 무   잎은 녹황색 채소, 뿌리는 담색 채소로서 영양가
만점이다. 순무는 초봄에 많이 나오는데 비닐 하우

스에서 재배한 것이며, 부드럽고 단맛이 있는 것은 10월경에 나오는 것이다. 뿌리가 희고 딱딱하며 반들반들한 것이 신선하다. 무와 마찬가지로 뿌리는 소화 흡수를 좋게 하는 아밀라아제를 많이 함유하고 있다. 보존은 물에 적신 신문지에 싸서 냉장고에 넣어 둔다.

시 금 치 시금치는 영양이 풍부한데 특히 겨울 것이 여름 것보다 영양가가 높다. 시금치는 녹황색 채소 중에서는 최고로 금메달감이다. 겨울철의 시금치는 잎이 가늘고 뾰족한 것과 뿌리가 빨간 것이 좋다. 보존은 신문지에 싸서 다시 폴리에틸렌 봉지에 넣어 냉장고에 넣어 둔다. 그러나 비타민 C는 반감한다.

쑥 갓 쑥갓은 냄새와 씹는 맛이 없어지지 않도록 지나치게 가열하지 말아야 한다. 카로틴·비타민 B_2·칼슘·철분이 많아서 찌개에는 빠져서는 안 되는 채소이다. 잎의 길이가 10~15cm 가량의 녹색이 짙고 생기 있는 것이 좋다. 줄기가 굵고 길어 손가락으로 눌러도 부러지지 않는 딱딱한 것은 먹을 시기가 조금 지난 것이다.

양 파 양파 특유의 매운 맛은 가을에서 겨울의 것에 많으며, 제철은 10월부터이다. 매운 맛이 덜하고 부드러운 것은 샐러드 등 날것으로 먹는 것이 좋다. 매운 맛의 성분은 황화알릴이 많이 들어 있기 때문이며, 특유한 맛이 있다. 황화알릴은 고기나 생선의 냄새를 없애는 역할을 한다. 껍질을 벗겨 보고 투명한 갈색에 알이 딱딱한 것을 고른다. 누르면 부드럽게 느껴지는 것은 상하거나 썩은 것이다.

양 하 양념·절임·국거리로 들어가는 양하는 여름의 식욕 증진제이다. 양하는 7~8월에 여름철 것이 나온다. 가을철 것은 9월이 되면 담황색 꽃이 피어 딱딱해지기 때문에, 그 풍미를 맛보려면 여름철 것이 무난하며 맛이 있다. 영양가는 별로 기대하지 못하지만 독특한 향기와 쓴맛으로 식욕을 돋군다. 꽃이 피기 전의 것이 좋으며 몸통이 야무지게 생긴 것을 선택한다.

염 교 염교는 사가지고 오자마자 곧 절이지 않으면 발아를 한다. 염교는 6월 중순에서 7월 상순으로 철이 짧다. 주로 달고 시게 하거나 간장에 절여서 먹는다. 미리 소금에 절여 손질해 두면 절임 조리 전반에 이용할 수 있다.

오 이 꼿꼿한 것보다 구부정한 것이 자연스럽고 맛이 있다. 반질반질하고 팽팽하며 가시가 따가운 것이 신선한 것이다. 구부정한 것은 보통 싸구려로 무더기에 얼마로 팔고 있다. 슈퍼마켓 같은 곳에서는 진열한 모양이 반듯한 오이가 아니면 잘 팔리지 않는다. 그러나 실은 구부정한 오이가 하루라도 더 햇빛을 받았기 때문에(꼿꼿하고 모양 좋은 것을 먼저 수확하기 때문에) 미네랄이 많다. 오이지·오이 절임·된장 장아찌 등 보존 방법이 많다.

옥 수 수 옥수수의 단맛은 수확한 뒤 5~6시간이 지나면 떨어진다. 날것으로 보존하기가 매우 어렵기 때문에 수확 후는 갓 수확한 것과는 비교가 되지 않을 정도로 단맛이나 선도가 뚝 떨어지고 만다. 갓 딴 옥수수는 날로 씹어도 맛이 아주 좋다. 그러나 시간이 지나면 당분은 전분으로 변하여 열매가 딱딱해진다.

우 엉 우엉은 껍질에 향기와 맛이 있기 때문에 썬 것은 껍질이 없어서 맛이 떨어진다. 가을갈이인 햇우엉은 향기와 씹는 맛을 즐기는 데 있다. 날씬하고 가느스름하고 결이 고운 것을 고른다. 잎이 붙은 곳 근처가 갈라져 있는 것은 바람이 들어 있다고 생각하면 된다. 그리고 흙이 묻어 있는 것이 좋다. 우엉은 반드시 자른 쪽을 식초에 살짝 담가서 자극성인 맛을 제거해야 한다. 검게 변색하는 것을 방지하기 위해서이지만 지나치게 빼면 향기가 없어지므로 조심하자.

죽 순 죽순은 신선도가 생명이므로 시간이 지나면 맛이 떨어진다. 자연산으로 맛이 좋은 것은 4~5월이다. 굵고 뭉툭한 모양을 한 것이 좋으며, 껍질이나 뿌리의 우둘투둘한 부분이 하얀 게 신선하다. 갓 파낸 것은 회를 해먹어도 되므로 매우 고급이다. 가게에서 산 것은 날것으로 먹지 않는 것이 좋다.

토   란 손에 소금을 문질러 바르고서 토란 껍질을 벗기면 가렵지 않다. 가늘고 길며 녹색인 것은 주의해야 한다. 땅딸막하고 좋다. 잘 씻어 삶거나 쪄서 소금을 살짝 뿌리면 되는데, 껍질에 칼집을 넣어 두면 나중에 껍질이 쉽게 벗겨진다.

토 마 토 전체적으로 둥글고 꼭지 부분이 녹색인 것이 좋다. 밭에 재배되는 토마토가 대부분이다. 토마토는 비타민 덩어리라 할 수 있으며 카로틴이 많다. 물로 씻어서 껍질째 그대로 베어먹기에 좋은 채소이다.

파 겨울철의 파는 단맛이 각별하며 보존하려면 흙에 묻는 것이 좋다. 녹색 부분에는 비타민류가 풍부하다. 하얀 부분이 긴 종류는 딱딱하고 소화에 별로 좋지 못하므로 찌개용이다. 양념으로는 파잎(녹색)이 요리를 한결 돋보이게 해준다. 그러므로 색깔이 전체적으로 선명하고 반질반질하며 줄기가 야무진 파를 골라야 한다.

호   박 호박은 손톱으로 찔러도 겉에 상처가 나지 않을 정도로 딱딱한 것이 좋다고 되어 있다. 우리나라 재래종은 끈기가 있다. 동양계 호박과 서양계 호박 및 멕시코·북아메리카 원산의 페포계(pepo) 호박 등이 있다.

달이는 방법

- 용 기 : 철제나 구리제라도 괜찮지만 되도록이면 토기가 가장 좋다.
- 방 법 : 달이는 양에 따라서 물의 양이 다르다. 약탕기에 말린 것을 넣고 적당량의 물을 붓는다. 그리고 약한 불에 물이 절반 양이 될 때까지 느긋하게 달인다.

  물의 양이 절반 양이 되면 식기 전에 촘촘한 쇠조리로 걸러 찌꺼기는 버린다.

  마실 때는 데워서 마신다. 1일 3회로 나누어 식간에 마신다. 부득이 식간에 마실 수 없을 경우에는 식후 1시간 후에 마셔도 된다.
- 분 량 : 마시는 양은 증상이나 연령을 고려한다. 한의사의 지도는 물론이거니와 할아버지나 할머니의 경험과 지식 중에서 가장 효과 있는 방법을 배운다. 틀림없이 기꺼이 가르쳐 주실 것이다. 또 채소를 살 때나 산과 들에서 보게 되는 초화(草花)에서도 재미있는 발견을 하게 될 것이다.

체질별 섭취 식품표

	특별히 먹는 것이 좋다	많이 먹지 않는 것이 좋다
위가 약한 형 (살이 찌지 않는 사람)	(철분과 단백질) 쑥갓, 시금치, 피망, 딸기, 파인애플, 감, 참깨, 간	(저칼로리식 섭취 과다) 과일, 다이어트 식품, 미용식
비 만 형 (아무리 해도 살이 찌는 사람)	(끈기가 있어서 뱃속이 든든한 음식물, 저칼로리 것) 고기, 생선, 계란, 두부, 간, 치즈, 식물성 기름, 버섯, 양배추, 시금치, 곤약	(당질, 대량의 술) 밥, 빵, 면류, 설탕, 단 과일, 다량의 술
빈 혈 형 (스태미너가 부족한 사람)	(비체력을 붙이는 것, 식욕을 촉진하는 것) 고기, 생선, 우유, 요구르트, 계란 반숙, 두부, 청국장, 식물성 기름, 식초, 레몬, 향신료	(단백한 식사) 커피, 콜라, 주스, 알코올 음료
뇌 졸 중 형 (혈압이 높은 사람)	(비타민 B_2 · 판토텐산 · 콜린이 많은 것) 닭고기, 계란, 생선살 소시지, 치즈, 식물성 기름, 대두, 양배추, 당근, 밀배아, 톳	(염분과 당질 식품을 피한다) 돼지고기, 자반, 건어물, 김치, 밥, 빵, 면류, 케이크, 커피, 홍차

용어 설명

건 위(健胃) : 위를 튼튼하게 하는 것

건 초(腱鞘) : 힘줄을 둘러싸고 있는 점액낭. 속에 미끈미끈한 액체가 들어 있어 근육의 운동을 쉽게 함

견관절(肩關節) : 어깨뼈와 위팔뼈 사이에 있는, 운동이 자유로운 관절

견비통(肩臂痛) : 어깨 부분이 아파서 팔을 잘 움직이지 못하는 신경통

경 락(經絡) : 오장육부에 생긴 병이 몸거죽에 나타나는 자리

구각 궤양(口角潰瘍) : 입아귀 언저리가 빨갛게 되고 갈라져서 부스럼이 되는 병

구내염(口內炎) : 입 안의 점막에 생기는 염증

근수축성 두통(筋收縮性頭痛) : 스트레스 과잉으로 목덜미와 근육의 수축·고정에서 온다고 보는 두통

내 이(內耳) : 귀의 가장 안쪽, 중이(中耳)의 안쪽에 있고 단단한 뼈로 둘러싸인 부분

농가진(膿痂疹) : 부스럼 딱지가 앉는 고름집이 주된 증상인 피부병의 총칭

단 독(丹毒) : 피부·점막의 헌 데나 다친 곳으로 연쇄상 구균이 들어가 생기는 급성 전염병.

두 부(頭部) : 동물의 머리가 되는 부분

발 적(發赤) : 피부나 점막에 염증이 생겼을 때 나타나는 증상으로, 그 부분이 빨갛게 부어오르는 상태

발　한(發汗) = 취한

백　선(白癬) : 사상균으로 인한 전염성 피부 질환

부　신(副腎) : 좌우의 신장 위에 밀착되어 있는 내분비 기관

비　용(鼻茸) : 부비강염이나 비염의 분비물의 자극으로 비점막에
　　　　　　　생긴 조직 덩어리

설　염(舌炎) : 혀의 염증. 각종 구강 질환, 위염, 온몸의 감염증,
　　　　　　　비타민 결핍 때 생김

수뇨관(輸尿管) : 신장에서 방광으로 오줌을 보내는 가느다랗고
　　　　　　　긴 관

수　종(水腫) : 혈액 중의 액체 성분이 혈관벽을 통과하여 신체
　　　　　　　조직 속이나 조직과 조직 사이의 체강에 고인
　　　　　　　상태

슬관절(膝關節) : 무릎에 있는 관절. 무릎마디

아데노이드(adenoid) : 편도의 증식성 비대증. 어린이에게 많음.
　　　　　　　코가 막히고 입을 반쯤 벌리는 등 수면 장애
　　　　　　　주의력 산만·기억력 감퇴·난청 등이 일어남

오블라토(oblato) : 녹말로 만든 반투명의 얇은 종이 모양의 물건

외　관(外關) : 손목 겉부분에 위치한 경혈

요　관(尿管) = 수뇨관

요　혈(尿血) : 오줌에 피가 섞이어 나오는 병

울　혈(鬱血) : 혈액이 고여 있는 상태

위　약(胃弱) : 소화력이 약해지는 위의 여러 가지 병

위하수(胃下垂) : 위가 정상 위치보다 처지는 증상

유　종(乳腫) : 젖이 곪는 종기

이　루(耳漏) : 귓속에서 고름이 나오는 병

자율신경 실조증(自律神經失調症) : 자율신경의 기능을 잃고 현기
　　　　　　증·발한·설사·구토·성적 불능증 등의 증상
　　　　　　을 나타냄

절　양(癤瘍) : 피부에만 나는 화농성 염증

좌골 신경통(坐骨神經痛) : 좌골 신경이 분포하는 넓적다리에서
　　　　　　발에 일어나는 지속적 통증

좌　섬(挫閃) : 관절을 삐거나 접질리는 것. 외부의 타격으로 뼈
　　　　　　마디가 물러앉아, 그 둘레의 막이 상하여 붓고
　　　　　　아픈 병

체　간(體幹) : 머리·목·가슴·배·꼬리

취　한(取汗) : 병을 다스리려고 몸에 땀을 내어 그 기운을 발산
　　　　　　시키는 것

치조 농루(齒槽膿漏) : 염증 등에 의하여 이 주위의 조직이 파괴
　　　　　　되어, 잇몸에서 고름·피가 나오거나, 이가 흔들
　　　　　　리거나 하는 질환의 총칭

카타르(catarrh) : 점막 세포에 염증이 생겨 다량의 점액을 분비하
　　　　　　는 상태. 감기가 걸렸을 때 콧물이 멈추지 않는
　　　　　　상태 따위

콩소메(consommé) : 육류·야채 따위를 삶아 낸 물을 헝겊 등에

걸러 낸 말간 수프

탈저정(脫疽疔) : 신체 조직의 한 부분이 사멸하여 기능을 잃음으로써 그 부분이 썩어 문드러지는 병

태양신경절(太陽神經節) : 좌우의 복강 신경절의 총칭.

통 풍(痛風) : 대사 장애나 내분비 장애로 요산이 체내에 비정상으로 축적되어 관절염을 일으키는 질환

폐 경(肺經) : 폐에 딸린 경락

합 곡(合谷) : 침을 놓는 자리의 하나. 엄지손가락과 집게손가락 사이

손발에 숨겨진 건강 비법

초 판 1996년 4월 10일
재 판 2013년 8월 10일

엮은이 : 건강연구회
펴낸이 : 김 용 성
펴낸곳 : 지성문화사
등 록 : 제 5-14호(1976. 10.21)
주 소 : 서울 동대문구 신설동 117-8 예일빌딩
전 화 : 02) 2236-0654, 2952, 2233-5554
팩 스 : 02) 2236-0655, 2953, 2238-4240